新时期普通高等学校社会工作专业系列教材

丛书主编：杨国庆　吴　际

健康社会工作教程

杨柠溪　编著

哈尔滨工程大学出版社

Harbin Engineering University Press

内 容 简 介

本书对健康社会工作的定义、主要内容、研究与实务方法及具体领域等进行了阐述,并介绍了健康社会工作的相关理论、健康行为与社会工作、心理社会干预的常用疗法等。此外,对社区健康社会工作、老年健康社会工作、妇女儿童健康社会工作、公共卫生与预防医学社会工作等进行了系统阐述。本书可作为普通高校社会工作及相关专业的教材和参考书,也可作为社会工作爱好者的自学读物。

图书在版编目(CIP)数据

健康社会工作教程 / 杨柠溪编著. — 哈尔滨 : 哈尔滨工程大学出版社, 2022.10
ISBN 978-7-5661-3737-1

Ⅰ. ①健… Ⅱ. ①杨… Ⅲ. ①健康教育-社会工作-教材 Ⅳ. ①R193

中国版本图书馆 CIP 数据核字(2022)第 194289 号

健康社会工作教程
JIANKANG SHEHUI GONGZUO JIAOCHENG

选题策划	邹德萍
责任编辑	邹德萍
封面设计	李海波

出版发行	哈尔滨工程大学出版社
社 址	哈尔滨市南岗区南通大街 145 号
邮政编码	150001
发行电话	0451-82519328
传 真	0451-82519699
经 销	新华书店
印 刷	哈尔滨午阳印刷有限公司
开 本	787 mm×1 092 mm 1/16
印 张	14.25
字 数	266 千字
版 次	2022 年 10 月第 1 版
印 次	2022 年 10 月第 1 次印刷
书 号	ISBN 978-7-5661-3737-1
定 价	68.00 元

http://www.hrbeupress.com
E-mail:heupress@ hrbeu.edu.cn

编　委　会

于　柳（哈尔滨工程大学人文社会科学学院）

王珺杰（哈尔滨工程大学人文社会科学学院）

皮　斌（哈尔滨工程大学人文社会科学学院）

刘智博（哈尔滨工程大学人文社会科学学院）

杨柠溪（哈尔滨工程大学人文社会科学学院）

何佳伟（哈尔滨工程大学人文社会科学学院）

张　泽（哈尔滨工程大学人文社会科学学院）

张嘉琪（哈尔滨工程大学人文社会科学学院）

张雨亭（深圳大学医学部）

邱文淑（哈尔滨工程大学人文社会科学学院）

邹明明（大连医科大学）

卓　越（哈尔滨工程大学人文社会科学学院）

姜　欣（哈尔滨工程大学人文社会科学学院）

胡　静（广州医科大学附属第五医院）

丛 书 总 序

　　"十四五"时期是我国全面建成小康社会、实现第一个百年奋斗目标之后,开启全面建设社会主义现代化国家新征程、向第二个百年奋斗目标进军的第一个五年。社会工作作为帮助弱势群体解决基本生活困难、走出人生困境,进而促进社会公平正义的学科、专业,其快速和稳步发展具有非常重要的意义。

　　《中华人民共和国国民经济和社会发展第十四个五年规划和2035年远景目标纲要》做出了"增进民生福祉 提升共建共治共享水平"的战略部署。在政府、学界和业界的共同努力下,我国社会工作专业为完成这一战略部署发挥了越来越重要的作用。然而,在满足国家解决民生保障、社会治理等有关问题的迫切需求上,我国社会工作专业发展仍存在一些不足之处,其中一个重要原因就是,社会工作的专业化与本土化结合不到位,无法及时有效地回应我国经济社会发展中的重大而迫切的需求。社会工作产生于西方国家,其基本理念和工作方法植根于西方的社会环境,带有西方社会独特的情境特征。在我国全面迈向小康社会的进程中,借鉴西方社会工作的优秀成果,推进社会工作专业化,是发挥社会工作事业优势的必要过程。但是,在我国社会工作专业化的过程中,简单照搬西方社会工作专业知识体系难以有效满足我国当下社会治理的多元化需求,社会工作的专业化和本土化必须同时予以兼顾。只有加速推进社会工作的本土化进程,才能更好地提升社会工作专业的整体质量。这也是本套教材编辑出版的初衷所在。

　　本套教材由哈尔滨工程大学人文社会科学学院社会工作硕士(MSW)教育中心的社会工作研究团队组织编写,共10册,其中:《社会工作价值与伦理》《社会工作理论》《社会工作研究方法》围绕社会工作专业知识基础展开论述,支撑社会工作专业核心课程,推进课程思政建设;《社会工作督导》《社会工作项目开发与管理》作为社会工作高阶知识的重要组成部分,将社会工作专业知识拓展到应用场域,力求提升社会工作服务的有效性;《健康社会工作教程》《退役军人社会工作》《关系社会工作》聚焦社会工作理论与实务的新领域,面向当下我国社会治理发展的新需求,提供服务特殊需求群体的新知识;《老年社会工作》《青少年社会工作》是新时期背景下社会工作服务的新回应,为新时代社会工作服务提供更为本土化的理论与方法。

近年来,哈尔滨工程大学 MSW 研究团队积累了大量具有东北地区特色的社会工作教育和服务经验,并在我国当下政治制度、社会体制、社会福利体系和社会工作制度的具象化情境下,在对国内外优秀的社会工作教学经验、实务经验与研究经验进行总结凝练和研究反思的基础上,编辑出版了本套教材。期待广大社会工作专业领域的学生、工作者和研究者能够借助本套教材,强化知识积累,推进社会工作实务,并引发更深层次的思考。

前　言

　　健康社会工作是社会工作中的重要领域，是社会工作者运用专业的理论与方法，提升服务对象的全人健康水平，以助力"健康中国"建设。

　　近年来，随着 Gehlert Sarah 和 Teri Browne 主编的《健康社会工作手册》(*Handbook of Health Social Work*)等著作及其他研究成果相继问世，健康社会工作在发达国家的发展已经相对成熟，我国的健康社会工作也在不断完善。在健康社会工作领域中，精神健康社会工作得到较多的关注，发展迅速，但整体上，专业的健康社会工作从业人员仍然存在较大的人才缺口，高校的健康社会工作学科建设、学生培养尚有一定的开拓空间。基于此，我们怀着促进健康社会工作专业发展和提高人才培养质量的恳切期待撰写此教材，从相关理论、实务策略、研究方法和具体领域等方面出发，对健康社会工作的学科体系进行系统的、细致的梳理，使学习者在建立起对该学科完整、系统认识的同时，对健康社会工作有更加深刻的理解，进而提升专业职业能力。我们希望该教材能够作为健康社会工作现有相关研究成果之一粟，在高校健康社会工作人才培养、促进健康社会工作专业发展的过程中尽绵薄之力，为高校学生、专业机构的健康社会工作从业者以及相关人士的学习与研究提供一定的参考。

　　最后，感谢哈尔滨工程大学人文社会科学学院郑莉、杨国庆、张翼飞和侯博文等老师对笔者所做的研究及实务工作的支持；感谢哈尔滨工程大学出版社邹德萍等老师为本书出版的辛勤付出。本书的编写和出版得到哈尔滨工程大学人文社会科学学院和中华医学会杂志社护理学科研究课题(CMAPH - NRD2021052)的支持，在此一并表示感谢。

　　由于作者水平有限，书中难免存在不足之处，真诚地期望专家、同行及广大读者提出宝贵建议。

杨柠溪

2022 年 6 月

目　　录

第一章
健康社会工作概述

第一节　健康社会工作概况

一、健康社会工作简介

(一)健康社会工作的定义

健康社会工作是指专业工作者在社会工作专业理论与方法的指导下，秉持生理-心理-社会的全人理念，在卫生保健领域为有需求的个人与群体提供专业化的服务。健康社会工作的工作场域不限于医疗卫生场域，服务对象也扩大到全民范围，具有更强的普适性。

(二)健康社会工作的范围

专业社会工作经历了长期的发展，已深入社会各个领域之中，例如医务社会工作是指社会工作者在医疗场域内为医务人员、病患及其照顾者提供专业帮助。而健康社会工作是在医务社会工作基础上进一步发展与延伸而来的概念，其工作范围更为广泛，具体体现在：(1)涵盖的服务对象更广，不限于患者，还包括社区居民等健康人群；(2)提供服务的场所不限于医院，家庭、学校、企业、社区等都可以作为健康社会工作提供服务的场所；(3)工作领域更广，健康社会工作作为现代卫生保健体系的重要组成部分，工作领域除临床医疗之外，还包括公共卫生、精神健康、临终关怀、灾害防治等多个领域。

(三)健康社会工作的性质

健康社会工作的概念与医院社会工作的概念密切相关，是医院社会工作领域实务工作的发展与延伸。医院社会工作是指专业社会工作者在医疗机构的场域中辨别有需求的服务对象，并为其提供有针对性的专业服务，强调医院环境的重要性。而医务社会工作起源于医院社会工作，也是以此为基础发展而来的更为广义的概念。健康社会工作是另一个类似的实务领域，是接受了专业训练的社会工作者运用专业的理念与方法，分析导致服务对象出现问题的各方面因素，并开展实践活动，在多个层面上促进医疗服务体系的发展与改革，提升服务对象的健康水平。

(四)健康社会工作的目的

第一，满足各类服务群体在生理、心理和社会等多个层面的健康需求。随着我国经济社会发展的不断深入，广大人民群众对健康的关注度也越来越高，对于提升自身健康水平的意愿不断增强，而健康社会工作的出现有力地回应了这一需求，健康社会工作的完善可以满足人们日益增长的生理-心理-社会层面的健康需要。

第二，弘扬医学人文精神，提升患者与家属的生活质量与生命意义感。健康社会工作时刻践行医学人文精神，表现为对患者的生命权利、生活质量、人生追求、人格尊严的关心与关怀，以及提升患者及其家属的生命意义感、价值感。

第三，反映全人健康和全生命周期新理念，满足社会公众身心社灵全人健康需要。健康包括身体素质良好、心理健康良好、道德健康良好和有适当的社会适应力，是一种四维健康的标准。健康社会工作不仅可以帮助服务对象提升身体健康状态，而且能在一定程度上回应服务对象的心理、社会支持等多方面的需要，体现出全人健康理念和个体的全生命周期的客观规律。

第四，促进医患间有效沟通，改善医患关系。健康社会工作可以对当前医患关系的现状进行全面分析和客观认识，能够促进患者和医务人员之间平和交谈和交流，加强医疗工作中医学人文精神建设，有效预防医疗纠纷，改善医患关系。

第五，提高全体国民健康福祉水平。健康社会工作有助于我国当代医疗体系的建设、促进我国医疗卫生体系的完善，同时能够不断满足全体国民健康需要，对于推动国民健康达到新高度有重要作用。

二、健康社会工作的相关学科

健康社会工作是应健康中国建设的需要、伴随社会工作专门化进程的推进而逐渐形成的交叉学科，与其他学科有一定的联系，又有所不同。下面简要介绍几门与健康社会工作相关的学科。

(一)心理学

健康社会工作与健康心理学和医学心理学密切相关。健康心理学是心理学与公共卫生的交叉学科，其核心是通过心理学理论与实务来研究如何提升人们身心健康水平、提高社会功能。国外学者将健康心理学的目标概括为：第一，保持并提升健康水平；第二，预防并治疗疾病；第三，鉴别病因以及健康与疾病和相关功能障碍之间的相互关联；第四，分析并完善医疗保障体系和健康政策。在实现上述目标的过程中，健康社会工作均可介入。医学心理学旨在解决在疾病的预防、治疗、护理等过程中可能出现的一些心理问题，这与我们的日常生活密切相关。心理咨询和心理治疗是指专业的工作人员运用专业的理论知识，通过与来访者交流，给予来访者一定的帮助和指导，使其提高心理健康水平。

(二)社会学

健康社会工作与医学社会学密切相关。医学社会学最早在第二次世界大战后于美国兴起。美国社会学家罗伯特·斯特劳斯是第一个将医学社会学概念进行详细划分的学者，他将医学社会学分为"医学的社会学"与"医学中的社会学"。"医学的社会学"关注导致健康问题的社会因素，而"医学中的社会学"更注重在医疗领域与医疗过程中出现的社会过程与社会现象，并对其进行社会学视角的分析。医学社会学经历了一定时期的发展，已发展成为健康社会学，与健康社会工作一样，都是为了满足提升国民健康水平的需要。

(三)护理学

1. 人文护理学
人文护理学主张人文关怀在护理学中的应用。根据莱宁格的观点：人文关怀是护理学的中心思想，也是人文护理学的精髓所在。护理学以关怀病患的理念为工作基础，以帮助患者恢复健康为目的，提供符合个体独特需求的专业照护。护理工作的主体和客体都是人，这就决定了护理工作与人有着密不可分的联系，而非一项纯技术性的工作。人文性、情感性、互动性和伦理性是人文护理学的显著特征，这与健康社会工作的特点和专业守则有着极为相似之处。可以说，这两种专业都是在人文关怀精神的指引下为有需求的个体提供生理、心理层面的照护服务。

2. 护理心理学

护理心理学是由护理学与心理学交织发展而来的一门学科，是以心理学理论知识为专业基础，在临床护理过程中提供心理护理、心理支持与心理辅导。护理心理学这一专业于 1996 年在我国正式确定，随着心理护理知识和专业实践的普及与发展，护理心理学已成为一个较为成熟的学科，这一领域也涌现了大批专业人才。健康社会工作在开展临床相关服务时，会融入临床病患护理的过程中，因此护理心理学的相关知识成为健康社会工作需要学习和借鉴的重要内容之一。

(四)健康教育学

健康教育学是一门以健康相关行为为研究对象，研究健康教育与健康促进理论和方法的学科。健康教育是指对有需求的病患和其他群体开展健康知识、就医事项宣教，其目标人群十分广泛，无论是接受临床诊治的患者还是健康人群，都需要接受健康教育。健康教育既包括生理健康知识的宣教，也包括心理层面的指导，如心理健康状态的监测、心理支持与辅导等，这对个体身心健康状态的恢复与保持有着极为重要的意义。对于健康社会工作而言，对服务对象群体进行健康教育也是重要的工作内容之一，从事该服务的社会工作者需要通过健康教育，使服务对象保持健康状态、改善不良生活习惯，同时为出院的患者提供延续性的护理服务，这有助于改善患者的就诊体验，对其生活质量的提升也有所助益。

(五)叙事医学

叙事医学的概念由美国哥伦比亚大学内科学教授、医生 Rita Charon 在 2001 年首次提出，指的是有叙事能力的医务工作者所践行的一种与循证医学互为补充的医学模式。Rita Charon 所提及的叙事能力指的是"认识、吸收、解释并被患者患病的故事所感动的能力"。在叙事医学理念的指导下，医务工作者对患者的个人经历与目前所面临的困境进行倾听、接纳、回应与分析。每个个体都有源自自身经历的独特叙事，通过聆听患者的叙事，医务工作者能够对患者的疾病产生的社会历史背景等多方面因素进行分析，促进医患间有效沟通，及时回应患者就医时产生的迷茫、恐惧与焦虑情绪。在开展健康社会工作时，工作者应将叙事医学模式运用于服务过程中，积极倾听患者叙事，帮助其排解心理压力，为患者的治疗增添信心。

(六) 医学人类学

医学人类学是当前人类学中发展最快的领域之一。它强调，要在人类学的框架下，基于生物学和社会文化的视角探讨人类的疾病和疾病的预防、健康照护、卫生系统、替代医学等论题及其与生物学因素、社会文化因素之间关系的一门学科。医学人类学能帮助社会工作者了解病患的境遇，根据病患的实际情况更好地施以援手。

第二节　健康社会工作的主要内容与意义

一、健康社会工作的主要内容

从传统意义来讲，被大众所接受的健康观是"无疾病"，但在现代社会中，人们所追求的是多角度、多层次的健康，不仅仅是身体没有疾病，还应是一种整体的健康，是身体健康、心理健康、社会适应和道德健康的多维度组合。

(一) 健康的内涵

1. 身体健康

身体健康也叫作生理健康，是指个体的身体是一个整体，且体内的各组织器官都处于一种良好的、无病变的状态。简单来说，身体健康就是指个体人体结构的完整性和各部分功能发挥的正常性。身体的各部分能够在充分摄取物质能量的前提下正常发挥功能，在复杂多变的生活环境中，身体的各部分也可以相互协调，维持人体正常的生命活动。遗传是影响个体身体健康的重要因素之一；良好的自然环境也是保证个体身体健康的重要条件；自然灾害和不良的生活环境会危害人类的身体健康；科学的饮食、规律的作息等有助于保持人体的新陈代谢水平，提高个体的免疫力，维持身体的健康水平。要清楚地认识到影响我们身体健康的各种自然、人文和社会因素等，通过避免、调整和适应的方式来保持个体的身体健康。

2. 心理健康

心理健康也称为精神健康，一般指个体性格、智力、认知、情感、意志等都处于良好和正常的状态，现在越来越受到大众的关注。心理健康通常表现为个体有良好的人格、性格，在情绪异常波动的时候能够控制住自己的情绪，对待事情能够保持积极乐观的态度，不是单一的感性或者过于理性，情感细腻。个体的心理健康还表现在其处事能力上，在面对困境或者不好处理的社会关系时，能够沉着冷静地应对，根据情况做出判断并采取适宜的行动。人际关系是影响个体心理健康的重要因素。人作为社会的主体，是没有办法避开社会交往的，能够处理好人际关系，就代表着在遇到困难时可以和朋友互相帮助，自身就可以构建一个良好的社会支持系统。

3. 社会适应

社会适应一般用来表示个体和社会之间的关系，是指个体能够接受社会中现存的行为规范和道德标准，并且能够遵守这些规范的过程。个体如果拥有良好的社会适应能力，说明他可以适应社会的整体环境，可以在社会中满足自身的需求，且能够符合这个社会的要求。良好的社会适应能力主要表现为个体要有生活自理能力，能够保障自己社会生活的有序进行；要有基本的人际沟通，和他人建立起良好的人际关系是培养社会适应能力的重要基础；还要有基本的劳动能力、学习能力，可以选择适合自己的职业，发挥自己的优势。

4. 道德健康

道德健康一般指个体的道德修养比较高尚，个体需要有积极向上的信仰，这是道德健康的重要基础。信仰是一个人在社会环境中基于生活环境、心理活动等因素逐渐形成的，而信仰又无时无刻不在影响着生理或心理活动，所以这些因素和道德健康互相影响，帮助个体构建更加完善的健康体系。个体还需要有高尚的品格和道德情操，这是一个人能否实现道德健康的重要标准之一。个体不但要遵守法律法规和社会规范，还要遵循道德规范和道德底线，更要有职业美德、助人为乐、辨真伪、明是非、不损害他人利益以满足自己的欲望等品格。

社会工作者可以针对健康的不同维度为个体提供更好的服务，可以为大众提供治疗、康复、疾病预防等相关服务，保障个体的身体健康，使个体达到最基本的健康标准；针对大众的心理健康，应该注重普及心理健康知识，培养自己的专业技能，为大众的精神健康保驾护航；对于社会适应困难的群体，应该帮助他们恢复社会功能，使其尽快回归到正常的工作、学习、生活中，帮助特殊群体激发他们的潜能，帮助他们实现自我认同、发挥自身价值；对于缺乏道德健康的个体，应该关注他们的道德认知，多向他们普及道德观念，帮助个体构建健康的品格和人格，用实际行动感化他们，让他们能够坚守道德底线和道德标准。

(二) 健康社会工作的领域

第一，生殖健康社会工作。生殖健康从狭义来讲属于生理性健康问题，但受社会、国家政策、伦理等因素的影响，逐渐上升为社会性问题。生殖健康社会工作主要针对弱势女性和青少年等群体，解决避孕、计划生育、妊娠、性传播疾病等问题，并给予其一定的关爱和照顾，帮助其恢复正常的生活。

第二，各种灾害与突发性事故社会工作。灾害和突发性事故的发生具有不可控性，此类事故一旦发生，对公众的身心健康会造成巨大的伤害。社会工作者必须以专业手段对受灾人员进行安抚，稳定受灾人员的情绪，并帮助其提高自我防护能力。

第三，公共卫生社会工作。公共卫生领域是健康中国建设中重要的一部分。公共卫生社会工作致力于在生态建设、宜居社区、健康教育、疾病预防和休闲娱乐等诸多方面发挥专业优势，开展专业服务，涉及范围较广。

第四，临床医疗与医疗照护社会工作。医疗社会工作是为有需要的群体提供疾病和心理障碍援助，主要包括医疗救助、医疗机构、医疗保险、精神障碍、灾难应急和医疗救援、国际医疗六个部分。

第五，精神健康社会工作。伴随着人民生活水平的提高，精神障碍患病率较之前显著上升，精神健康问题已经成为公众面临的一大难题，精神健康社会工作的重要性也愈加凸显。

第六，康复社会工作。康复社会工作在我国出现较晚，且长期未受重视，汶川地震的发生加快了我国康复社会工作的发展。

第七，中医药与养生保健社会工作。中医药是中国几千年文化流传下来的精华，具有深厚的文化底蕴。中医药与专业社会工作的结合，为中医药在当代社会的进一步发展拓宽了道路、注入了活力，同时也丰富了健康社会工作的内容和实务技巧。

第八，医疗慈善与健康公益社会工作。医疗慈善与健康公益社会工作主要是针对特殊疾病或特殊人群开展的服务，涉及范围较大。

第九，临终关怀与灵性社会工作。我国人口老龄化日益严重。"十三五"期间，我国人均预期寿命从76.3岁提高到77.3岁，如何帮助老年人实现"善终"成为临终关怀与灵性社会工作的重要内容。

二、健康社会工作的意义

(一)对个人的意义

健康社会工作对社会中的每一个人来说都具有重要意义，是在生理-心理-社会这一视角下推进的，服务对象包括患病人群、健康人群等所有需要社会工作者提供专业帮助的人群。其服务内容不仅包括人文关怀，还包括为健康人群预防各类疾病提供重要基础，在全社会倡导健康生活方式，减少疾病发生概率；帮助患者减轻病痛折磨，给予患者所需要的心理辅导和人文关怀。健康社会工作在个体和医疗资源之间起到一个重要的中介作用，为个体能够充分地利用专业的医疗服务和实现有效的医疗预防提供有效服务：能够使专业的服务贴近个体生活，更加符合人民的需要。且保证个体在患病状态下能够得到专业的对待，能够得到生理、心理和社会上的关怀，使未患病状态下的个体能够保持现有的健康水平，追求更健康的生活方式，促进个体的生理、心理、社会道德和社会适应等多方面的健康发展。

健康社会工作应该在不同人群中开展有针对性的服务，例如儿童、妇女、老年人，以及社区等群体，根据不同群体的特点和需求有针对性地制定措施、实施计划、综合评价等，从追求提高个别群体的幸福感到追求增强全体人民的幸福水平。健康社会工作的一些具体活动在具有不同特征、不同需求的群体中都可以得到比较广泛的应用，比如整理健康档案、开展心理健康知识讲座、张贴疾病宣传海报、追踪个体疾病的治疗进度和效果等，这不但可以有效减轻社会工作者的工作量，还有助于形成完整的健康社会工作服务体系。健康是围绕着百姓的一个重大问题，对民生建设有重大意义。现代健康社会工作的开展，可以有效地增强患者的满足感、安全感和被治愈的信心，有利于向广大人民推广健康理念、满足人民的健康需要、提升人民的幸福感。

(二) 对社会的意义

健康是每个个体生活、工作和学习的重要基础，因为社会是由社会环境和所有个体组成的，所以健康社会工作影响着我们当今社会的发展，是促进社会发展的重要抓手。健康社会工作的服务对象是个人，通过解决个人生活、工作中的健康问题，进而减少社会性健康问题的发生，从而起到维护社会稳定的作用。开展健康社会工作所展现出的维护社会秩序的功能和政府的直接管理不同，政府直接管理带有强制性特征，维护社会秩序、保证社会安定是其直接目标，而健康社会工作是以满足个体的健康需要、解决个体健康问题为根本目标，对于维护社会秩序起到间接作用，更强调完善社会健康和公共卫生制度、优化社会健康服务体系。

健康社会工作强调的是以人为本，为社会中的个体提供各种社会支持，促进社会成员之间的良性互动，帮助构建社会支持网络，使大家可以和谐相处，从而促进社会和谐。推进健康社会工作可以有效地缓解社会矛盾和个体间的冲突，解决社会问题，进一步促进社会和谐。健康社会工作可以帮助健康个体预防疾病，也可以帮助患病个体减轻痛苦，对构建健康社会服务体系和推动社会的健康发展都有重要意义。

(三) 对国家的意义

人民健康是国家富强、民族振兴的重要基础，推进健康社会工作可以满足人民日益增长的健康方面的需求，帮助个体维持健康的身体，预防疾病，在全社会营造一种健康的氛围，保障个体的健康权利，使更多的人追求更加健康的生活方式，对实施健康中国战略有重大意义，可以促进社会工作与国家健康事业紧密融合起来。

开展健康社会工作有助于构建、完善国家健康服务新体系，社会工作者可以从不同的角度、不同的层次、不同人群的特征出发开展工作，在实践中探索健康社会工作发展道路的同时，能够完善国民健康政策。社会工作者开展健康社会工作时应该结合我国现阶段的国情，根据新时代发展的目标和当前我国医疗卫生发展水平探索实践，助力健康中国的建设。

实施健康社会工作的同时可以帮助国家培养更多相关方面的专业人才，新时代健康社会工作的开展需要更多的社会工作、心理学等相关专业的人才。当今时代要不断地发展健康社会工作，充分发挥这一专业在社会上的重要作用，向更多的人推广健康中国的理念，吸引更多的人才投身于这一行业之中，吸引更多的人才为实现健康中国、实现中华民族伟大复兴做出贡献。

第三节　健康社会工作的现状与发展

一、健康社会工作的发展背景

（一）生物-心理-社会医学模式的发展

生物-心理-社会医学模式的提出者是美国纽约州罗切斯特大学精神和内科学教授恩格尔。1977年，恩格尔在文章中指出了现代医学模式的局限性，认为这种模式仅仅关注造成疾病的生物、化学因素，而忽略了造成疾病的社会、心理因素，因此这种模式不能解释所有的医学问题，为此，他提出了生物-心理-社会医学模式。这种医学模式试图从生物、心理、社会三个不同的层次来分析个体的健康与疾病。生物-心理-社会医学模式是对传统生物医学模式的革新，这一转变不仅是医学技术发展的表现，而且反映出医学道德上升到一个新的水平，将患者视为有价值的和自我的个体。传统的医学模式注重人的生物生存状态，认为医护人员应尽力维持个体的生命体征，对患者的生命质量缺乏必要的关注。而生物-心理-社会医学模式的可贵之处在于其不仅关注人作为生物的生存状态，而且对人的社会生存环境与质量给予了更多的关注，相较于其他动物而言，人的社会属性更为明显，且社会活动是人生命中十分重要的一部分，发挥自身的社会价值也是个体生命的意义所在。

（二）健康中国战略的提出

2015年，我国政府工作报告中首次提出了"健康中国"的概念。2016年10月，中共中央、国务院印发了《"健康中国2030"规划纲要》，对我国未来15年的健康工作进行了规划，包括普及健康生活、优化健康服务等五大任务。2017年10月，党的十九大报告奠定了"健康中国"国家战略的重要地位，健康中国战略包括出台各类国民健康政策，使民众得以享受到全面、到位的健康服务。

为了促进健康中国战略的实施，医疗服务模式应实现转变，即从原有的"疾病治疗"转变为"健康管理"。随着健康中国战略的深入推进与实施，健康社会工作将发挥不容忽视的重要作用，健康社会工作者将在实务工作中倡导健康理念、践行人文关怀、推动社会公平，这一系列实践有助于提升人民健康水平，推动建设整合型的医疗卫生服务体系，进而促进建设完善的制度体系，促进人民健康。

(三)"健康"概念的演进

健康的概念经历了一系列的演进，1948年，世界卫生组织(World Health Organization，WHO)成立之际，对健康做出了定义，即"健康不代表没有疾病，而是一种生理、心理、社会功能正常发挥的和谐理想状态"。1990年，WHO再次对健康进行了定义，即"健康包括四个方面的良好状态：躯体健康、心理健康、社会适应良好和道德健康"。近年来，一些学者也将经济状况列入衡量健康的标准之一。由此可见，社会对健康的定义也在不断革新。人作为一种复杂的综合体，评估其状态的标准也是较为多元化的，但可以确定的是，生理、心理、社会功能是目前较为公认的健康评价标准。

(四)培养健康社会工作实践人才的需要

人才是新时代最重要的战略资源之一，新时代健康社会工作的发展需要人才建设的紧密跟进。在人才培养途径上，院校、医疗卫生部门、社会组织应共同发力，以"双一流"高校为引领，其他高校医务(健康)社会工作相关专业发挥主渠道、主基地作用；依托现有医务(健康)社会工作一线服务机构，包括医疗卫生部门和开展健康服务的社会组织，加强健康社会工作人才实务培养。在人才的培养内容和教学形式上，应与医务(健康)社会工作学科建设相结合，合理配置社会工作专业课程、医务与健康基本知识课程、卫生与健康政策课程等的比例与结构，稳定专业性、体现复合性、突出应用性，培养能够满足人民日益增长的健康生活需要的复合型社会工作专业人才。

二、我国健康社会工作的现状与发展

(一)我国健康社会工作学科的现状

健康社会工作作为社会工作的一个分支,其雏形是医务社会工作。医务社会工作是健康社会工作的重要组成部分。目前,我国健康社会工作的发展初见成效,并培养了一部分专业人才,高等院校、医疗卫生部门与相关社会组织相互配合,开展医务(健康)社会工作。社会工作相关高校也培养了许多专业人才,与医务社会工作服务机构、医疗卫生部门和健康服务社会组织进行合作,开展健康社会工作人才的专业实践。在培训教学内容的选择上,应紧密结合医务(健康)社会工作学科的特点,将社会工作专业课程与医务、健康相关知识合理配置,并辅以医疗卫生政策等课程,体现出健康社会工作的专业性与应用性,为培养健康社会工作领域的复合型人才而不断努力。

(二)我国健康社会工作实务的现状

我国学者刘继同将我国健康社会工作的实务体系划分为生殖健康,灾难、自然灾害与事故,公共卫生,临床医疗与医疗照顾,精神障碍,康复与社会康复,中医药与养生保健,医疗慈善与健康公益,临终关怀与灵性关怀几大领域。当前我国的健康社会工作实务领域展示了传统社会工作者的实务角色与职责范围,同时也响应了健康中国战略的理念。目前,我国健康社会工作的实务探索包括:对居民进行健康知识宣教,开展主题性健康活动,为癌症患者及家庭提供支持性服务,为医护人员开展心理援助、职业减压服务等,但是现阶段我国健康社会工作的实务研究尚不完善。

我国台湾地区医务社会工作服务发展得较为成熟,其初期主要为患者提供及时、必要的援助,后期逐渐以"全人医疗照顾"为理念,为各类服务对象提供综合性、多元化的服务。目前,台湾地区健康社会工作的服务内容为:以个案、团体、社区等形式满足与解决各类服务对象在经济、疾病适应、心理健康、家庭关系、社会福利、社区资源转介、教育培训等方面的需求与问题,呈现了多元化服务的特点。同时,培养社会工作专业人才、发挥其志愿服务功能也是未来台湾地区健康社会工作发展的方向。

（三）我国健康社会工作的发展趋势

目前，我国医务社会工作的服务领域已进一步扩大，从临床领域的服务拓展到健康提升层面，健康是一个综合性的概念，指生理、心理等方面健康、无疾病的状态，且公众对医疗服务也提出了更高的要求，希望实现生活质量的提升，这在某种程度上表明未来我国健康社会工作的发展方向，即社会工作在非医疗领域也大有可为。临床领域的疾病诊治有着较高的专业壁垒，对于医学知识尚不丰富的普通民众而言，做到对自身病情有充分的了解仍存在较大难度，且社会大众的健康知识储备也不充分，而健康社会工作是将专业的医疗服务、保健知识以通俗易懂的方式向社会公众传播的重要媒介，社会工作应秉承共情、尊重的价值理念，使公众获得良好的体验，有助于促进个体的身心健康发展。社会工作善于通过分析不同群体的性别、年龄、职业特点和生活环境，对健康知识进行不同形式的展现，更加符合不同群体的需求，在实务开展过程中，充分发挥社会工作三大基本方法的优势，开展专业实践，主题可包括疾病预防、健康教育与促进、慢性疾病健康管理及健康生活方式培养等。未来我国健康社会工作朝着疾病预防与健康促进的方向发展，即在民众健康的状态下，开展一系列社会工作专业实践，使服务对象保持当下的健康状态并得以长久维持，这些是当前我国学者与实务工作者努力探索的方向。

三、国外健康社会工作的现状与发展

美国最先提出的"医务社会工作"概念意味着社会工作不限于在传统的医院中开展，还包括为社区、医疗机构等多种场所的对象提供服务，而健康社会工作也是医务社会工作理论概念与实务领域的拓展与延伸，是人文精神在医疗、健康照顾等领域的彰显，是现代卫生保健体系的重要组成部分，也是促进社会福利体系完善与发展的关键推动力量。健康社会工作的范畴是医疗处置、健康照顾等，为有需求的群体提供专业化、系统化的社会工作服务，而从事此类工作的专业服务人员即为健康社会工作者。从健康社会工作的定义来看，其实务领域涵盖多个方面，而健康社会工作实务领域的确定与人类健康需求和生命周期息息相关。因此笔者从不同的实务领域出发，对当前世界各国尤其是发达国家的健康社会工作进行阐述。

（一）美国的健康社会工作

自20世纪80年代以来，英、美等国家实现了医务社会工作模式的转向，即从传统的关注患者的临床诊治、医疗救助和身心健康转变为工作模式与领域的丰富化，而这一阶段医务社会工作的新型理论也大量涌现，在实务领域表现为微观层面的医疗救治与宏观层面的疾病预防、健康服务相结合，服务对象也涵盖了患者、贫困群体和普通公民等。

现代的健康社会工作是医务社会工作理论模式、实务领域不断发展与扩大的结果，目前美国的医务社会工作经历了百年的发展，已发展出以健康照顾为取向的社会工作实务，其服务对象扩大到了与健康相关的所有社会领域，服务对象不限于个人和社区，服务范围也不断扩展。当前美国的健康社会工作正朝着制度化与专业化的方向发展。

当前美国健康社会工作的实务领域主要集中于医疗、公共卫生、精神健康与药物戒除等，这些实务领域已被美国联邦政府划分为美国社会工作的主要领域，表现出就业率高、从业人数多、从业人数增长率高等特点。根据2008—2018年美国社会工作者就业人数及增长率统计数据，美国健康社会工作领域的从业人员达到总体社会工作者的半数，健康社会工作者的就业增长率也明显高于其他类型社会工作者的就业增长率。

美国的健康社会工作实务包括为医院的不同领域提供社会服务与团队支持，包括普通患者及其家属的精神支持团队、孕产妇与儿童支持团队、临终关怀团队等，同时为患者与社会公众开展各类支持性小组活动。除此之外，培养下一代健康社会工作者也是健康社会工作的重要工作内容。另外，社区护理和健康管理也是美国健康社会工作的重要组成部分，美国的社区护理服务采用分级医疗保健制度，包括疾病预防与康复、家庭护理、临终患者护理、健康宣教与咨询等多种形式的护理工作。同时，美国政府针对民众的日常生活方式、就医需求，以及遭遇灾难性疾病与残疾后的各类就医、生活需求都制定了相关的服务策略。

美国的医联体是一个医院网络体系，为某些患者的医疗需要提供有针对性的服务，患者多元化的服务需求将各层次的医院整合在一起。在美国，健康社会工作者是卫生保健领域最大的单一劳动力。健康社会工作者在门诊、社区、医院等处为患者的身心健康提供预防、治疗、康复等全方位的服务，帮助患者深入了解医联体的"健康计划项目"，通过高效的医疗保健网络系统满足患者的需要，实现其健康的最优化。

但值得注意的是，当前美国健康社会工作专业的发展过程并不是一帆风顺的，社会工作者们也经历了服务部门的重组、裁减与分散，其自身的角色定位、服务范围也经历着不断调整，并且美国社会工作者的职业薪酬相比于其他职业还处于较低水平，某些地区还存在着社会工作者极度短缺的现象，这在一定程度上也导致了工作量和工作压力的增加。同时，美国学界也在对健康社会工作进行着不断的探索，例如，扩展社会工作者的角色范围、通过医疗法案指导社会工作实务的开展，等等。

（二）英国的健康社会工作

英国在16世纪便有慈善人士在医院中为贫弱患者提供帮助，从事这一服务的人士被称为"施赈者"（almoners），而英国的医务社会工作也是从此类活动中衍生发展而来的。作为最早诞生现代专业社会工作的国家之一，英国的健康社会工作也属于其国民健康服务体系（National Health System，NHS）的重要组成部分。因此英国健康社会工作服务是由政府统一安排，民众接受的公共健康服务近乎免费。英国的健康社会工作者需要接受医学、医疗政策与法规的专业培训，在实务领域，社会工作者与医院、公共卫生服务机构协作配合，从临床、心理和社会等多个层面对服务对象进行积极干预，其工作范畴涵盖了病患照护、疾病预防、社区与家庭照顾、公共关系活动和志愿者培训等多个方面。英国医联体是基于NHS而产生的，打破了医疗服务壁垒，将社区医疗、全科医疗、门诊医疗和医院医疗协调整合在一起，联合政府将医疗优先地位给予预防健康问题。它的目的就是将所有的医疗机构整合起来，强化理念沟通和互利共赢的关系，开展创新性合作，分析更为广泛的健康决定因素，提升人群的健康水平。在英国，健康社会工作者目前受到健康与保健专业委员会（Health and Care Professions Council，HCPC）的监管，HCPC拥有超过9.6万名社会工作者。英国卫生部定义了健康社会工作者的角色、特征，发布了一份社会工作者对心理健康提升具有独特贡献的声明，强调社会工作者对实现整合医疗健康目标的重要性。这些也证明了健康社会工作者在英国卫生健康领域以合作共赢为核心，整合各种医疗资源，发挥着非常重要的作用。

HCPC对社会工作者的资格教育、能力检验进行了规范，并形成了以研究为取向的培养体系与以实务为取向的教育体系。由此可见，英国的健康社会工作体系是随着医务社会工作的长期发展而日趋成熟的，其健康社会工作者的专业素养十分突出，在各个实务领域发挥了重要作用。

(三)瑞典的健康社会工作

瑞典医联体起源于北欧模式，作为福利系统的一部分，形成职业专业化的组织，采用案例管理的模式解决健康医疗问题。社会工作者促使医联体各个层次发挥各自的优势，秉持共同、综合、合作的案例管理方法，从而形成了高效优化的医联体。瑞典劳动管理部门公布，截至 2017 年，医疗领域的社会工作者达到 6.5 万人。瑞典具有严格的疾病管理福利政策，健康社会工作者需要在复杂的医疗环境中开展医疗和非医疗需求、理念与文化融通等各方面的案例管理工作，社会工作者被赋予案例控制者和医疗小助手的双重角色。瑞典的健康社会工作者通过案例管理模式将各类医疗机构、政府、慈善组织和志愿团体等整合成一个责任共担、利益共享的优质医联体。

(四)澳大利亚的健康社会工作

澳大利亚作为医务社会工作历史悠久的国家，其健康社会工作的实务领域也相当全面，不是局限于传统的医疗救治服务，而是更多秉持较为宏观的视角，关注社会、生态、经济等多方面因素对于服务对象健康状况的影响，旨在解决残疾、药物与酒精滥用、慢性病、精神健康、临终关怀等多方面的健康问题，同时实现了医院、社区的资源整合与链接，以协作共享的方式提升了健康社会工作的服务质量，从而更行之有效地提升服务对象的健康水平。目前，澳大利亚的健康社会工作者已超 7 万人。

(五)新加坡的健康社会工作

由于新加坡属于典型的多种族国家，因此新加坡健康社会工作也致力于协调差异、达成不同文化背景下的交流与融通。新加坡学术医学中心制定了体系化的社会工作者职业标准，包括价值观、专业体系、职责角色、工作规范、实务能力等五个方面。该国医务与健康社会工作发展的方向是不断实现专业化、标准化、体系化，不同的健康社会工作领域(预防、治疗、康复、教育)需要培养具有不同专长的人才，需要工作者发挥不同层面的优势，组成高质量、有针对性的服务团队。

（六）日本的健康社会工作

日本的医务社会工作在 1947 年日本政府颁布《保健法》后开始普及，经历了半个多世纪的发展后，日本的医疗社会工作及相关的健康社会工作体系初步形成。当前日本的健康社会工作涵盖了医疗服务与社区保健两大体系，既为患者提供直接与间接的援助服务，也为社区内有需求的居民开展援助服务。同时，日本政府较为重视国民健康管理与健康教育，包括开展健康促进活动、健康体检等，并制定了相关的法律制度，旨在提升国民的健康意识。另外，由于日本社会老龄化现象日益突出，针对老年群体的社区保健、社区养老、居家照顾服务也逐渐成为日本健康社会工作的重要领域。目前，日本的保健体系包括针对老年群体的多层次保健医疗、学龄前幼儿健康诊断与医疗救助等。

纵观发达国家现代卫生保健体系及社会工作实务的发展历程，我们可以看出，国外健康社会工作实务领域也经历了不断扩充、成熟的过程，自 20 世纪初发达国家医院创设医务社会工作部，医务社会工作逐步发展。如今的健康社会工作是医务社会工作的延伸与拓展，已经日益深入疾病预防、医疗救治、康复保健、健康照顾与管理等多个环节，呈现出"全方位、全周期"的特点。

思考题

1. 简述健康社会工作的意义与价值。
2. 你认为我国健康社会工作未来发展的方向是什么？

第二章
健康社会工作的相关理论

第一节　全人健康理论

一、导言

随着时代的发展进步，健康的定义也越来越丰富，如今的健康不单指身体没有疾病，更包含心理、社交和灵性等各方面都达到平衡的状态，这是从全人的角度看待健康，被称为"全人健康"。

健康社会工作可以在全人健康理论指导下，促进个体身心灵平衡互动，从而实现人与环境的和谐相处。在这个过程中，健康社会工作者不仅仅可以帮助服务对象满足身体、认知等需求，还可以协助服务对象解读生命意义、培养生命价值、阐述生老病死，从而实现个体灵性上的成长，实现健康权利的平等和全人健康的目标。

二、全人健康理论的缘起及概念

人们最初对健康的探索主要集中在医学领域，关注身体方面的变化。1947年，全人健康概念第一次由世界卫生组织提出。所谓全人健康，主要是以整体、生态系统的视角去关注人们身-心-社-灵多层面的健康状况，从而促进个体的全面康复，是个体的多维度状态，具体包含身体健康、家庭、经济财富、学习、社交圈、情绪、身心灵等维度。

全人健康是一种高水平健康，是一种选择——一种自律、自我接纳、有目标的生活方式的选择。以身体健康为例，我们愿意选择合理膳食、保持适量运动、戒烟限酒等健康的饮食及生活方式。除此之外，全人健康理论指导下的个体生活得更为充实，有着良好的生活品质以及较强的幸福感。

三、全人健康理论的思想体系

(一)全人健康理论的阐释

全人健康概念以医学哲学和东方文化中的人生哲学为基础，以积极心理学为引导，以"生物-心理-社会医学"为医疗模式，着重讨论身体、心灵、灵性和社会的互动。

全人健康理论认为个体的生命由三部分构成——身体、心理和精神灵性，三者的和谐互动可以促进个体全人健康水平。所以在全人健康理论的指导下，当个体出现问题时，就要从这三方面进行介入，促进身、心、灵的平衡互动。且社会工作认为"人在情境中"，因此全人健康理论还强调人与环境的和谐相处。

(二)全人健康的要素

1. 身-心相连

疾病除了给个体带来身体不适外，还有心灵层面的不适。疾病不但会给个体的心灵造成不适感，还会给个体带来精神上的困扰，且这种不适感会对个体后续的康复产生不利的影响。有研究表明，精神状况与身体康复的进程息息相关，乐观的心态有利于加快身体的康复、提升生活质量，反之，消极的情绪会减缓身体的康复。在此原则的指导下，个体不但要保持健康的饮食和生活习惯，还要积极地接纳自身，实现自身的平和。

2. 心-灵相连

灵性作为全人健康理论的核心要素，是个体对自我存在、生命意义以及自我与他人链接的追求，强调升华生命意义，丰富生命体验，实现自身的完整性。有学者论述到，灵性健康包括以下层面：自我关系、他人关系、环境关系、信仰关系、超越逆境以及人生意义，这几个层面相互联系、相互影

响。（图 2-1）

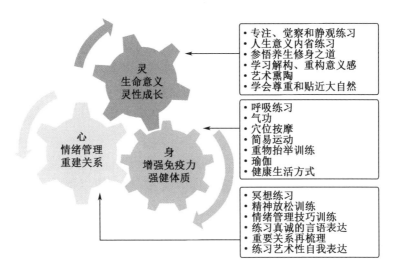

图 2-1　全人健康理论核心

(引自姚红,陈丽云.身心灵全人健康理论对新冠疫情防控中健康社会工作实务
的启示[J].社会建设,2020,7(3):28-36.)

（三）全人健康理论的特点

（1）多维性。全人健康包含身、心、社、灵多个维度。

（2）动态性。全人健康的几个维度是不断动态调整的，不是一成不变的。

（3）整体性。全人健康各维度是一个整体，当其中一个维度发生变化时，
其他各维度也会发生变化。

四、全人健康理念与健康社会工作

围绕全人健康理念开展健康社会工作，可以通过个案辅导帮助服务对象及
其家属缓解健康问题所带来的压力，比如抑郁、愤怒、自责等情绪。社会工作
者帮助服务对象及时评估心理状况，提供服务，通过个案服务帮助服务对象以
积极乐观的心态面对生活中的困难；通过小组工作帮助服务对象及其家属缓解
心理压力，比如病友互助会等，为其提供相关疾病的健康咨询、经济救助等。
具体可以在以下层面进行介入：

(一)心理支持

健康社会工作者可以发挥心理照顾者的角色功能，通过个案了解服务对象的心理状况，分析其心理困扰背后的影响及成因，与服务对象一同探讨解决心结的办法。尤其是对于陷入心理危机(轻生、逃避)的服务对象，健康社会工作者的及时介入可以帮助其调整心理失衡，提升应对困难的勇气。

(二)社会支持

社会支持对于个体来讲至关重要，健康社会工作者可以帮助个体构建社会支持网并发挥重要作用：可以帮助服务对象链接所需资源，如对于经济条件差的患者，可以通过媒体报道、探访和募捐等方式，建立服务对象与外界的联结；可以帮助服务对象在正式或非正式的支持系统中发掘资源，如亲朋、同事、社区和邻里等，增强服务对象与各个系统的联系，使其获得社会照顾、生活救助，助其恢复正常的社会功能。

(三)灵性关怀

健康社会工作可以从生命教育、宗教信仰、人生信念等方面打造服务对象的精神支柱，不断发掘服务对象正面的信念，帮助其实现人生的整合。

同时，"身-心-社-灵"作为一个系统，只有平衡、协调好各子系统之间的作用，发掘其影响力和辐射力，才能更好地帮助服务对象积极进行康复；而医务社会工作者在各子系统中发挥好自己的专业角色作用，将更加有助于服务对象"身-心-社-灵"的全人康复。

第二节　人的需要理论

一、导言

需要是指人们为了生存，实现基本的生活品质乃至追求更高层次的幸福感所必需的一系列物质、文化、精神和社会要素。社会工作的服务对象多是一些由于自身的需要未得到满足而产生自身无法解决的问题的人，服务对象遇到的困境既包括生理层面也涵盖心理层面，问题的产生既有服务对象自身的原因，也有社会原因。需要理论是以需求为本的社会工作价值取向的基础之一，也是健康社会工作的行事准则。

二、需要理论的思想体系

(一)人的需要理论

多亚尔和高夫在需要理论中指出，健康和自主是人最基本的需求。个体不仅仅是为了生存，无论人们处在哪种文化背景下，如果想要生活得更具幸福感、满足感，就必须具备基本的身体健康。人们在日常生活中所需完成的一切工作(甚至生活)都需要体力、脑力和情感能力。如果身体不健康，那么完成工作的难度将会加大。

人的需要具有客观性和普遍性，身体健康需要也不例外，具体表现为：客观性，健康应该用具体的可衡量的指标测量；普遍性，我们每个人都有健康的基本需求；终身性，健康是我们终其一生的追求，在老年期和儿童期表现得更为明显。

从图 2-2 中我们可以发现，健康影响着人的社会参与。如多亚尔和高夫所述，"由于身体的存活和个人自主是任何文化、任何个人行为的前提条件，所以它们构成了最基本的人类需要——这些需要只有在一定程度上得到满足，行为者才能有效地参与他们的生活，以实现任何有价值的目标"。

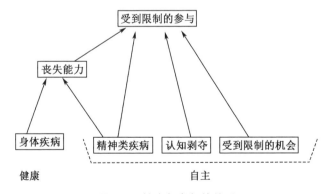

图 2-2　健康与参与的关系

(引自多亚尔，高夫. 人的需要理论[M]. 汪淳波，张宝莹，译.
北京：商务印书馆，2008.)

(二)马斯洛需要层次理论

马斯洛在20世纪50年代提出了"需要层次理论",他认为人有五种基本需要,依次构成需要的层次。

(1)生理需要:是最原始、最基本的需要,如对食物、水、空气和住房等的需要。这类需要若得不到满足,有机体将会有生命危险。它是最强烈的不可避免的最底层需要,也是推动人们行动的强大动力。

(2)安全需要:包括对人身安全、生活稳定,以及免遭痛苦、威胁或疾病的需要,表现在生命安全、财产安全、职业安全和心理安全四个方面。安全需要比生理需要要高一级,当生理需要得到满足以后就要考虑保障这种需要。每一个在现实中生活的人,都会产生安全感的欲望、自由的欲望、防御实力的欲望。

(3)归属和爱的需要:也称社交的需要,是指个人渴望得到家庭、团体、朋友、同事的认同,是对友情、信任、温暖、爱情的需要。主要包括:①社交欲,希望和他人保持充满友谊与相互忠诚的伙伴关系,希望得到互爱等;②归属感,希望有所归属,成为团体的一员,在个人有困难时能得到帮助。

(4)尊重的需要:可分为自尊、他尊和权力欲三类,包括自我尊重、自我评价,也包括他人的认可和尊重以及尊重他人。尊重的需要也可以做如下划分:①渴望实力、成就、适应性和面向世界的自信心,以及独立与自由。②渴望名誉与声望。声望是来自别人的尊重、赏识、关注或欣赏。满足自我尊重的需要涉及自信、价值、力量及适应性增强等多方面的感觉,而扼制这些需要将产生自卑感、虚弱感和无能感。

(5)自我实现的需要:是人的需要层次中最高等级的需要,其目标是自我实现。这是一种创造的需要,满足这种需要要求个体完成与自己能力相称的活动或工作,最充分地发挥自己的潜在能力,成为自己所期望的人。自我实现意味着充分地、活跃地、忘我地、全神贯注地体验生活,追求既定的理想,把工作当作一种创作活动,在工作中运用最富于创造性和建设性的技巧,从而完全实现自己的价值与抱负。

五种需要像阶梯一样从低到高逐级递升,但这样的排序并不是完全固定的。一般来说,高一层次需要优势的出现是在低一层次需要优势出现之后,但不同层次的需要可同时存在,先要满足迫切需要,然后后面的需要就会显示出激励的作用。

三、需要理论与健康社会工作

从上述论述中，我们可以发现健康对于我们每个个体的重要性。健康社会工作服务的过程就是满足人们健康需要的过程。医疗机构存在的基本职能是救死扶伤、治病救人，健康社会工作者则更应该关注医患沟通、健康生活方式宣传等具有人文关怀的"非医疗性服务"。

马斯洛认为，人类一切行为都是由需要产生的。需要理论是社会工作的重要议题，满足不同服务对象的需要是健康社会工作实务的基本目标。在开展健康社会工作时，社会工作者应首先对服务对象不同层次的需要进行评估，这是由人类需要的层次性决定的。在确定了服务对象需要的内容后，确定应优先解决的需要，并在此基础上制定有针对性的介入对策。另外，在需要理论的指导下，社会工作者可以帮助服务对象厘清不同层次的需要及其彼此间的关系，帮助服务对象正确认识到自身需要，并合理解决不同层次需要产生的冲突。需要与问题的关系如图2-3所示。

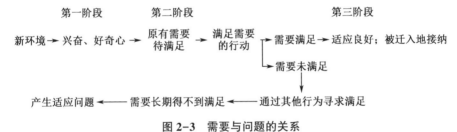

图2-3 需要与问题的关系

（引自王天琪. 从需要理论解析流动儿童城市适应问题[D]. 北京：首都经济贸易大学，2013.）

第三节　生态系统理论

一、导言

生态系统理论借用了一般系统论和生态学的一些观点与概念，用于描述人和系统的相互作用。"通过助人以及影响环境的方式来支持人类的成长、健康和社会功能恢复"是社会工作的重要职责。"人在环境中"，将环境与人连接起来，这是社会工作实务的重要准则之一。服务对象所处的环境是实施服务的重要参考，将人放在环境中看待，是生态系统理论所提倡的观点。

在健康社会工作中，生态系统理论的应用有助于健康社会工作者对服务对象困难产生的原因进行分析和理解。服务对象的问题不单是个人的问题，更可能与其生活的环境息息相关，在特定的社会环境中理解服务对象，将问题与服务对象分离，可以提升服务对象的自我认可和价值感。

二、生态系统理论的思想体系

生态系统理论是在 1979 年由尤里·布兰芬布伦纳提出的，强调了个人与环境之间的交互作用，个体的生活不仅会受到自身以及生活事件的直接影响，而且会受到更大范围的社区、社会、国家乃至世界的间接影响，因此要研究个体就要研究个体所处的各种环境。

(一)主要观点

生态系统理论视角下的社会工作包含几个主要观点：一是，个体与外部环境是一个整体，二者不可分离，相互影响、相互补充；二是，个体与外部环境正在寻求一个相互适应的过程；三是，个体与外部环境的适应需要寻找恰当的方式，通过具体的对策达到二者的平衡。

生态系统理论感知的是人与环境的匹配情况，并认为每个人都有应对外部压力的能力，从这方面来看，基于生态系统视角的社会工作摒弃了传统的病理性视角，注重个体自身能力的发挥，同时生态系统理论还强调外部环境对个体产生的整体性作用。

(二)三大系统

个体的生存环境是一个完整的生态系统，包括微观系统、中观系统以及宏观系统。

(1)微观系统：指的是服务对象的生理、认知、心理等个体系统，以及与其关系最紧密的家庭、同伴群体、学校。

(2)中观系统：指的是不同微观系统之间的互动，比如个体与父母、与家庭、与社区的互动等。

（3）宏观系统：指的是个体所面对的大的社会环境、政策制度、文化等。

生态系统理论强调个体和环境的双重聚焦，服务对象的问题源于个体与环境之间的互动障碍，因此社会工作者要将服务对象放在整个系统中加以考量，通过整体系统的改变来实现服务对象的改变。

三、生态系统理论与健康社会工作

在生态系统理论指导下的健康社会工作注重调动服务对象对于外部环境的作用，追求达到服务对象内在能力与外在环境的平衡。疾病、贫困等社会问题降低了人与环境的交互性，当这种平衡被打破时，个体的健康就会产生压力，比如来自生活的转变、来自环境的不公等。因此健康社会工作者要从生态系统理论出发，找出人与环境互动的状态，协助其解决困难，满足需求，更好地发挥生命的价值，实现身体的健康以及精神的健康。

在评估服务对象需求时，要考虑其所处的外部环境，既包括地理环境，也包括社会环境。以社会救助群体为例，受迫于现实条件与经济压力，他们大多居住环境差；由于社会参与度不够，他们缺乏必要的社会支持；由于缺少必要的医疗保健和健康生活知识以及医疗资源，他们的身体状况不佳，往往被排除在主流社会之外。综上所述，地理、社会环境对个人权利、自主发展至关重要。因此，社会工作者在设计活动方案时要将个体放在具体情境中去考虑。

第四节　心理-社会模式

一、导言

随着科技的发展、医疗技术的进步，人们对健康和疾病的认识也越来越深入，对疾病的归因也由单一的生物医学变为多元因素，在此背景下，学者提出从生物-心理-社会因素结合的视角认识健康与疾病，如图2-4所示。心理-社会模式在发展过程中吸收了精神病理学、心理学、社会学与人类学等相关学科的知识，因为心理-社会模式认为，社会工作者在面对服务对象时，应借助多学科的知识去解决服务对象的问题。

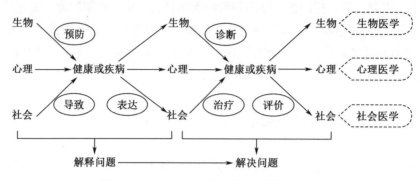

图2-4 生物-心理-社会模式的指导模式图

(梁渊,梅桥生,田怀谷,等. 如何正确认识生物-心理-社会医学模式的概念及其指导作用[J]. 医学与社会, 2004 (5): 1-3.)

二、心理-社会模式的思想体系

心理-社会模式的提出使人们逐渐意识到,健康的内涵是非常丰富的,不仅仅指生理上没有疾病,还包含心理方面的精神愉悦、社会适应良好等。心理-社会模式认为,社会环境以及心理因素对个体的健康起着决定性作用,应该从社会背景以及心理因素出发,对个体进行分析诊断。随着医疗模式的转变,医疗服务的形式也由单纯的治病救人转为与预防、治疗、康复相结合,由治愈疾病、避免死亡到提升生命质量,医疗服务也扩展为社会性、心理性的,为服务对象提供全方位的服务。

随着心理-社会模式的兴起,医疗模式也发生了转变,开始从全方位、多维度去认识健康,不仅包括医学所包含的生物性、心理性和社会性,而且涵盖了所有健康以及疾病状况、预防保健行为等。医学含义的拓展也给了健康社会工作介入的可能。

三、心理-社会模式与健康社会工作

基于对健康与疾病的新理解,心理-社会模式的核心观点是"人在环境中",即关注外部环境、内部心理因素以及二者之间的相互影响,因此社会工作者在使用心理-社会模式时,应从个人与环境的关系入手,分析二者失去平衡的原因,并使其达到平衡状态。心理-社会模式认为,主要有三方面因素导致服务对象出现了问题，即不良的现实环境、不成熟或有缺陷的自我与超我功能、过分严厉的自我防卫机制。在开展医务社会工作时，社会工作者也应关注到会对患者病情产生影响的心理、社会因素，许多患者在身患疾病后，其生活环境、社会支持与社会角色往往面临较大的改变，一些患者因无法适应各方因素的改变，会产生巨大的落差感，这无益于恢复健康。

因此，开展健康社会工作往往借助心理-社会模式，帮助服务对象恢复自我功能，提高其对外部环境的适应能力，达到内在力量与外部环境的动态平衡，为服务对象的恢复创设良好的条件。

心理-社会模式对健康社会工作有如下启示作用：致病因素上，注意力不能局限于生物层面，还要重视服务对象的个性心理特征、心理行为以及外部社会环境层面的情况；表现形式上，疾病状况会同时在生物、心理和社会等方面表现出来，所以健康社会工作者要注重服务对象的"躯体化"问题，帮助服务对象缓解不良情绪；诊治方式上，服务要从生物、心理和社会等方面入手，全方位提高服务对象的生命质量。

第五节　增 权 理 论

一、导言

增权理论是社会工作中非常重要的理论，其对社会工作服务介入的视角给予指导。该理论认为，增权是社会工作者与服务对象共同参与活动的过程，目的在于减少服务对象因环境、耻辱烙印等而产生的无权感觉，不再将服务对象视为问题个体，而是去发现服务对象自身的资源、潜能与优势。

二、增权理论的内涵

增权，近年来在精神健康以及公共卫生领域是指赋予或充实个人或群体的权力，挖掘与激发服务对象潜能的过程、介入方式和活动。增权理论由无权、权力和去权等概念构建产生，包括个人有能力控制自己的生活、获取自身发展所需的资源等观点。

增权理论也强调人在情境中，认为人是有能力、有价值的，且个人的权能不是他人给予的，而是通过与环境的互动不断增加的。个人在能力不足、出现问题时，受到环境的压迫，产生无力感、陷入缺权状态，被边缘化，进而无法实现自我，也就无法掌控自己的生活。增权理论相信，个体的问题产生于环境的压迫与限制，因为缺少与环境进行有效沟通的渠道，所以个体会逐渐丧失改变的动力，进而导致弱势群体更加被边缘化。

生活中有人因缺少必要的医疗保障资源以及健康生活方式的引导而健康状态不佳，甚至会被污名化、被社会所排斥，导致长期处于无权或者缺权的状态。比如因经济条件缺乏而权力不足，受疾病的困扰而被污名化，进而被社会排斥，社会支持网薄弱。这样的无权感会损害个体健康，制约健康的恢复。健康社会工作者为其增权，可以更好地促进其与环境的互动。

三、增权理论与健康社会工作

以增权理论为指导进行健康教育具有有效性。有研究表明，增权理论应用于慢性病管理，可以激发并提高患者的主观能动性，使患者增强对疾病的有效控制，改变不良健康行为，提高生命质量。具体而言，通过心理支持、自护知识的传送，以及对患者的良好改变给予正向的鼓励、称赞、奖励，促进患者主观能动性的发挥。实践证明，增权理论介入是有效的。健康社会工作者可以通过宣讲、教育等方式，提高患者的权力感，为其进行健康增权。

(一)改变视角

增能视角注重两个方面的改变：一是个体层面的增能，通过教育、协助的方式帮助服务对象提升个人能力，使其能够应对未来可能发生的困难；二是为服务对象争取更多社会层面的权益，改变其弱势与边缘化的社会地位，为其生存与发展争取更多空间。具体的介入可分为三个层次：个体层次的增能、人际互动层次的增能与社会层次的赋权。增能视角作为社会工作独特的理论视角之一，在多个实务领域得到了广泛应用。健康社会工作也秉持增能的理论视角，帮助服务对象习得健康的生活方式，并在社会层面为其链接需要的资源，为提升服务对象的健康状态提供支持。

(二)介入要素

以增权为取向的社会工作介入主要有以下要素:

(1)动机。健康社会工作者要运用专业技术强化服务对象改变的动机。

(2)问题解决技巧。健康社会工作者与服务对象共同寻找问题解决的方法,解决任何导致压迫的问题。

①意识提升。帮助服务对象分析所处情境,改变意识。比如对于药物成瘾戒断的服务对象,以增权为取向的社会工作可以帮助服务对象克服消极思想,探索解决问题的优势。

②心理舒适的维持。健康社会工作者帮助服务对象识别环境中的限制,减轻内疚感,增强自尊。

③自我导向。健康社会工作者帮助服务对象增强对自己生活的掌控能力,获得自我成长。

第六节　危机介入理论

危机介入是一种短期的介入方式,其重点在于调动服务对象的优势、资源和应对机制,帮助服务对象克服危机,提高应对问题的能力、信心。危机介入理论认为,个体虽然有解决困难的能力,但在有些情况下他们的能力以及所拥有的资源不足以解决自身危机,社会工作者的介入可以帮助其度过危机并获得成长。

1964年,国外的学者首先提出了"危机调试"的相关内容,这是精神疾病社会预防学中的一个应急手段,从临床角度来看属于精神科急诊范围,从社会角度来看属于社会救济事业,关于危机介入的理论正是由此引申来的,危机介入有着社会学和医学的双重专业性。

一、危机介入理论的内涵

(一)危机定义

危机是指一个人的正常生活状态在经历了意外事件后产生了身心混乱的状

态，是个体无法通过传统应对方式解决的压力或创伤性生命事件，或在面临危险、胁迫、极度困难的事件时产生的主观感受。危机由三个因素导致：压力/危险性事件、个体对事件的认知，以及个体的应对机制和克服事件的能力。危机通常可以分为成长阶段的危机与突发情境的危机两大类。一个人身处危机中，很难依靠自己在短时间内走出危机困境，甚至会对自身的生命健康造成一定的威胁，因此及时有效的介入对于脱离危机、保障生命安全是十分关键的。

(二)危机介入的基本原则

危机介入的基本原则是：①及时处理，利用恰当的时机介入，尽可能减少对服务对象及周围人的负面影响；②限定目标，危机介入的首要目标是尽可能减少危机带来的伤害；③输入希望，激发服务对象的积极性以促成转变的发生；④提供支持，社会工作应充分利用外部资源为服务对象创设有利于恢复的环境；⑤恢复自尊，危机事件往往会导致服务对象自尊感的下降，因此社会工作者应注重对服务对象自尊的恢复；⑥培养自主能力，注重提升服务对象应对危机的能力，使其有信心面对未来的危机。

二、危机介入理论与健康社会工作

在开展健康社会工作时，社会工作者不可避免地会接触健康状况处在危机中的服务对象，因此危机介入的模式可以帮助服务对象在一定时间内恢复身心的平衡状态，降低疾病为其带来的负面影响。在健康社会工作中，许多主动寻求帮助的服务对象可能都是在生活中因疾病或伤害而陷入危机(有的甚至会有自杀倾向)，所以危机介入理论可以当作健康社会工作介入的理论之一。

危机介入的模式就是针对陷入紧急状态的个体，开展危机的调适和身心健康恢复治疗，帮助个体摆脱危机。在解决了当下影响生活状态的危机后，个体的身心健康的恢复也是治疗过程中的一个重点，因此应协助个体更好地适应现实生活，提高其自我应对危机状况的能力。由于危机对于身心健康的损害程度较大，对于危机介入的重视程度相应提高，因此危机干预服务也渐渐被列为社会服务工作中的一个重要项目。相关的危机介入服务渐渐发展壮大起来，出现了许多独立或附设的介入单位来应对危机状况，如精神卫生咨询门诊、危机服务中心、自杀预防中心、生命呼救中心、电话救援中心等。

在20世纪50年代，美国学者研究了危机与自杀二者之间的关系，该研究旨在降低危机对于个体健康的不良影响，有效预防自杀。个体的身体健康的发展与危机有着紧密联系，陷入危机状况中的服务对象的身心健康容易处于危险状态，需要专业服务在第一时间有效介入。危机介入也是社会工作领域中个案工作的一个重要服务模式，目的在于协助服务对象及时走出危机，恢复身心健康，提升自我应对危机的能力，恢复社会功能。一般情况下，服务对象的危机可能是社会工作者当下要紧急处理的一个伦理难题。社会工作者运用危机介入模式进行干预时，要科学评估干预所产生的后果。其中保护生命原则是社会工作伦理难题处理过程中最为重要的原则，社会工作者在介入过程中应最大程度保障服务对象的生命安全，避免造成因危机介入而给服务对象带来二次伤害。

第七节　存在主义理论

一、导言

作为健康社会工作的重要分支之一——临终关怀社会工作，其在存在方面的介入可以帮助临终者及其亲属正确面对死亡，改善生活质量。而且能够感受到生命意义的临终者较少会产生焦虑与抑郁。因此帮助临终者找到其生命的意义与生存的理由有重要的价值，使他们即使面临死亡，感到悲伤，害怕身体痛苦，但仍然可以感受生命的意义。

心灵之事，无论是从字面之义的角度还是比喻之义的角度，其一直是社会工作实践与研究的主体。传统的医疗活动缺少对患者心灵上的关注，而社会工作的介入可以弥补这一不足。社会工作与医疗系统具有良好的互补性，正如Schilling所讲："医生在疾病和治疗方面知识渊博，社会工作者了解社会特征和其他社会现象，以及如何以舒适的方式与患者接触、沟通。"社会工作和医学之间的合作不需要假设。临终关怀医院依靠医生掌握的不可治愈疾病的生理方面的知识，如器官的渐进性衰竭和止痛药的使用，以及社会工作者掌握的个人应对方式、社会支持和家庭互动方面的知识。社会工作者帮助患者及其家属满足实际需求，协助医护人员完成基本的护理任务，让临终者更好地集中于获得非现实层面"好的死亡"（good death）的死亡体验。

二、存在主义的源起

是什么赋予你存在的意义？是金钱、信仰、爱情，还是工作？对于生活的目的，我们每个人都有自己的见解，不论是哪一种，都没有人会责备你想让自己的生命有意义，这是我们都渴望，甚至都需要的一种感觉。

在西方世界，人们普遍认为，是上帝为人类的存在赋予了一个意义，告诉人们什么是对的，什么是错的，什么该做，什么不该做，所以这个时候的人是不需要思考自己存在的意义的，只需要遵循上帝的引导就好了。之后，著名哲学家尼采提出了冲击世界的著名言论，他说："上帝已死。"有一天，尼采大清早提着灯笼在市场中来回走动，有人问他为什么白天提着灯笼，他说："白天吗？我觉得是黑夜啊。上帝已经死了，宇宙一片漆黑，我什么都看不到，只能拿着灯笼到处去寻找上帝。"

尼采这段话说明了：如果我们仅仅依靠上帝给予的这种道德标准来生活，当信仰被打破时，我们就什么也没有了。随着现代科学技术的发展，上帝的权威越来越难以维系，尼采所说的上帝，不是基督教里面的上帝，而是一种绝对的、权威的、普遍的价值标准。如果失去了这种标准，我们就会变得茫然，不知所措，陷入虚无之中。

既然上帝已经不存在了，那么谁来赋予我们存在的意义呢？在这种情况下，存在主义兴起，存在主义者说，上帝已死，我们就成为自己的上帝，自己主宰自己的生活，除人的生存之外没有天经地义的道德和准则，它们都是人创造出来的。

三、存在主义的思想体系

存在主义作为一个流派，包含了众多概念，并且不同的概念在不同的哲学家看来还不同，因此以一个简单和清晰的方式来表达某些哲学概念无疑有过度简化之嫌。下面以 Thompson 的观点为主要参考，归纳存在主义与社会工作有关的论述。

(一)存在先于本质

裁纸刀，头脑里有概念(本质：干什么用的)才能生产出来(存在)。如此这般的（such and such）裁纸刀在它存在以前就被确定下来了。在这里，我们是从技术的观点出发来看这个世界的，因此，我们可以说，生产创造出存在。

世界上有这么一种存在物，它的存在是先于本质的，也就是他在被设计、被预想以前就已经存在了。就是"人"，人的存在先于本质，也就是说人不需要外物来设定他，他就存在了，而他一定存在，就可以决定他的性质。

正是因为人先于本质而存在，所以存在以后，就要自己负责自己的存在，也就是说，人要由自己决定自己。

（二）自由与责任的论述

由上文得出，因为人是可以自己决定自己的，所以个体就是一个真正的自由者，不用相信上帝或他者的裁决标准，就像陀思妥耶夫斯基说的那样：如果上帝不存在，那么什么事情都将是容许的。人是彻底自由的，要勇于面对未来，在选择时，个人的一切要由自己来支配，你自己应该为自己现有的存在状况负责。可能有的人会问，在毫无选择的时候该如何？我们可以选择放弃，因为否认、拒绝也是一种选择。

萨特说的自由，是沉甸甸的自由，因为我们要为自己的自由负责。因为人永远面对各种选择，可以选择我们自己存在的方式，这是我们的自由，但是自由是有负担的，人一旦做出选择，一切都有可能发生改变，可能会影响其他人。正如萨特所说："自由作为一个人的定义来理解，并不依靠别人，但只要我承担责任，就非得把别人的自由当作自己的自由追求不可。"

自由和责任是对立统一的。这给我们的伦理启示是：我们必须为自己的生命、行动及不采取行动负全部的责任。当事人自己去决定"为什么""对何事""向何人"负起责任。

（三）人生是在担忧中度过的

现实的个人，是"在世界中的存在"，海德格尔把这种存在的状况叫"失落"（fall），任何存在都会"失落"在世界中。

人无法单独存在，既要孤立自己，又无法脱离别人的存在，这必然会产生矛盾：一方面要孤立自己成为自己的主义；另一方面产生失落在他人之中。存在主义认为，任何一个现实的人都无法避免这种令人讨厌的人生，都必然要遇到它，因此就会产生焦虑。

焦虑来自生存的抗争，是死亡、自由、隔离和无意义导致的结果，可以视为成长的潜在来源或刺激，没有焦虑就无法生活，也无法面对死亡。既然焦虑是和我们同时存在的，那么我们社会工作干预的目标就不是消除焦虑，而是鼓励服务对象。

（四）自欺

绝对自由意味着绝对的责任，一个人选择了一个事件，就得为这一事件的后果承担全部责任。人不能逃避责任，却能找出种种借口推卸责任，这些借口就是"自欺"。没有自欺即为本真。人是自由和责任的统一。

社会工作者要帮助服务对象减少自欺，达到本真。

（五）人生归宿是"死亡"

存在主义对死亡有积极的认识，认识到死亡是人类存在的一个基本状态，可以赋予生活更多意义。在死亡中，我们可以获得新生。这也给了我们一个启示，即抓住当前任何一个有意义的事件，活在当下。

四、存在主义与健康社会工作

社会工作介入临终关怀主要关注临终者个体需求（包括心理上和生理上的）以及临终者家庭关系的互动，具体内容如下：

（一）介入路径——以存在主义为切入点，重塑生命意义

以存在主义为视角的社会工作介入将意义感与信仰及灵性作为关键点，关注临终者过去的人生经历，塑造其对未来的希望，分别从社会层面、心理层面及生理层面帮助其实现好的临终体验，具体路径如图2-5所示。

在这个过程中，社会工作者秉持专业理念，采用个别化的方式，关注个体的独特性以及环境的独特性，了解每位病患的"个性"，采用同理心、倾听与尊重的技术，为临终者创造可以享受生活的机会，这是传统的卫生保健系统无法做到的。对于临终者来说，处于生命末期的他们有着各自不同的人生经历，寻找生命的意义可以塑造其生命的完整感，提高其生活满意度。

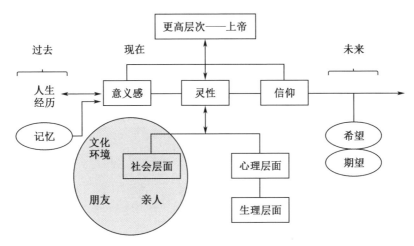

图 2-5　以存在主义为视角的社会工作介入临终关怀的切入点

(引自 AMAR D F. The role of the hospice social worker in the nursing home setting[J]. *American Journal of Hospice and Palliative Medicine*, 1994, 11(3), 18–22.)

(二) 存在主义视角下的临终关怀

以存在主义视角去看待死亡，死亡不仅仅是悲痛的，还可以散发生命的光彩。基于生命意义理解的死亡，让临终关怀不仅仅是对临终者的最后安慰，更多的是对他们生命的关切与尊重。存在主义视角下的关怀，笔者认为最大的优点在于社会工作者不仅仅是一个支持者、服务者，更多的是在扮演帮助临终者实现生命价值的崇高角色，是临终者生命过程的参与人员，帮助临终者在生命的最后阶段发挥主体责任，完成自我谋划，战胜死亡恐惧。

但存在主义理论本身就是社会工作中不常用的理论，相关的实践经验不多，不成体系，人们很难形成高屋建瓴的理解，在实际中应用起来缺少成熟的经验，并且意义层面的介入需要社会工作者自身以及服务对象人生阅历的支持。

(三) 存在主义疗法

1. 治疗对象

存在主义的服务对象主要是那些在生活中难以找到生命意义与生存目的的人，以及无法认同自己的人，也就是"受限制的存在个体"(restricted existence)。

2. 治疗目标

存在主义疗法是一种非指导式咨询模式，是帮助服务对象进一步体验存在的真实性，了解自己存在的意义，获得生命的完整感，唤起自身潜在生命力，其焦点在于"人存在的意义"以及"人对此意义的追寻"。

治疗目标主要为：

(1)帮助服务对象了解当下的处境；

(2)帮助服务对象选择有意义的生活方式；

(3)使服务对象对自己的选择负责；

(4)协助服务对象消除面对抉择时的焦虑。

【案例】

案例1：全人健康理论的应用

王奶奶，86岁。在身体层面，王奶奶年事已高，患有高血压，平时外出较少，缺乏运动；在心理层面，王奶奶独居在家，其女儿外出打工，很少回家，王奶奶缺乏自我情绪调节，心情抑郁，感到孤独；在灵性层面，通过测评可知，王奶奶由于年岁高、生活苦，经常陷入悲伤中，比较消极、被动，感觉生活没有希望。

社会工作者通过全人健康服务的介入，通过会谈等形式，在身体层面，帮助服务对象根据其健康状况制订健康服务计划，提高服务对象身体的调节能力；在心灵层面，通过沟通、理性情绪疗法帮助服务对象认清自己情绪存在的问题，并在这个过程中采用静坐呼吸法、手指操等放松方式，同时，通过音乐、冥想等方式，帮助服务对象减轻心理压力、缓解痛苦，认识到生命的意义，接受现实，接纳自己。

案例2：需要理论在健康社会工作中的应用

王某，35岁，二级残疾，腿脚不便。由于没有工作能力，王某基本没有收入，基本的生理需要难以满足。在了解情况后，健康社会工作者小于帮助王某针对其生理需要、安全需要、归属和爱的需要、尊重的需要以及自我实现的需要设计了社会工作介入方案，如图2-6所示。

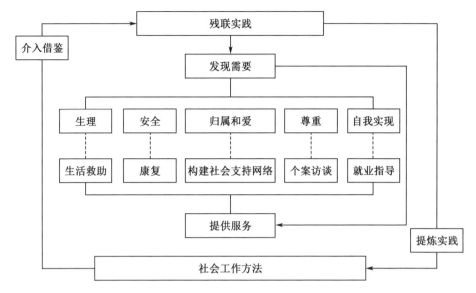

图2-6 社会工作介入方案图

(引自王天琪. 从需要理论解析流动儿童城市适应问题[D]. 北京：首都经济贸易大学，2013.)

案例3：生态系统理论的应用

李某，32岁，患有精神分裂症。社会工作者小张在详细了解李某的情况后，以生态系统理论作为分析框架，详细分析了李某的各个系统是如何影响其康复的，并有针对性地加以干预。社会工作介入路线如图2-7所示。

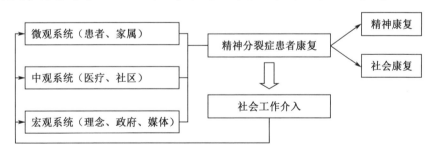

图2-7 社会工作介入路线图

(引自鲁艳. 生态系统理论下社会工作对精神分裂症患者康复的介入：以中山市T镇的社工服务为例[D]. 武汉：中南民族大学，2013.)

首先，从微观系统来看，李某的微观系统调试不良，李某自身对药物过于抵触，依从性差；李某的家人也较少对其提供支持，且对于其犯病时做出的让人不理解的行为，较少与其沟通，甚至会产生耻辱感。其次，从中观系统来看，李某所在社区居民对精神分裂症有所误解，尽量避免与李某接触，戴有色眼镜；社区没有给李某一定的扶持、帮助；患者的医疗模式较单一，无法得到彻底的治疗。最后，从宏观系统来看，传统观念对精神分裂症患者的影响较大，他们被视为"疯子""废人"，社会排斥感强，不良媒体的负面报道也会加深人们的这种刻板印象。

综上，李某所处的生态系统环境较差。结合生态系统理论的分析框架，社会工作者针对李某的微观系统开展服务，对李某及其家庭开展个案辅导，提升了李某的沟通能力和坚持治疗的意愿。

案例4：存在视角的应用

李某，男，17岁，中学生。因心仪的女孩多次拒绝自己，同时在高考中落榜，并且在有关未来的问题上与家人产生分歧，得不到家人的理解，所以他十分抑郁，觉得自己非常失败，没有人真正关心自己，因此终日借酒消愁。

治疗是通过点明李某用酒精去逃避现实的行为，向李某指出他没有真诚地担负起个人应承担的责任。"家人从未真正关心过我，这就是我为什么觉得自己没有用""既然我是这个样子了，那么我已无能为力了""我是个失败者，因为被人拒绝很多次"……正是以上这些想法使他的心灵无法获得自由。面质时，社会工作者语气温和亲切，但是立场坚定，强调他应为自己的生活负完全责任。经过两个月的治疗，李某的症状明显好转。

思考题

1. 你的身、心、灵是否处于一个平衡的状态？请描述你的状态。
2. 阐述全人健康理论的内涵。
3. 在健康社会工作中如何运用全人健康理论？
4. 阐述需要理论的基本内容。
5. 以马斯洛需要理论为指导框架，探知自己的需要满足程度。
6. 在健康社会工作中如何运用需要理论？
7. 简述存在主义视角的优缺点。
8. 如何帮助服务对象重塑生命的意义？

9. 简述生态系统理论的分析框架。

10. 简述心理-社会模式。

11. 请分析一下自己的生态系统，并绘制生态系统图。

12. 你认为自己存在的目的是什么？

13. 如何辩证地看待死亡、焦虑这些概念？

第三章
健康社会工作研究与实务方法

　　健康社会工作研究方法是社会工作者在开展工作过程中不可缺失的一部分，运用科学有效的研究方法，社会工作者能够更高效地了解并掌握社会与群体的健康行为及认知等，从而提出相应的处理措施来提高群体的健康水平。下面将介绍几种比较常用的健康社会工作研究方法，并对社会工作实务方法进行简要介绍。

第一节　访　谈　法

一、概念

　　访谈法以研究者与被访者面对面交谈的方式展开，通过这种形式来了解被访者对某件事的态度、认知和采取的行为等社会信息。访谈法主要是由研究者提出问题，被访者回答研究者提出的问题，且研究者和被访者往往之前并不认识。利用访谈法进行健康社会工作研究对研究者的要求较高，研究者必须具备较强的专业能力、沟通能力与清晰的逻辑思维能力，能够耐心地倾听被访者的述说并做出礼貌的回应。

二、类型

　　依照不同的标准，访谈法可分为如下几种：

（一）集体访谈与个体访谈

　　根据参加访谈人数的多少可以将访谈分为集体访谈和个体访谈。个体访谈是研究者与一位被访者展开面对面谈话；集体访谈则是多位被访者一起参与到研究者的访谈之中，常见的集体访谈有座谈会、焦点小组等形式，此类集体访谈适用于普遍性的问题，不可谈论较隐私的问题，参与人数不可太多，控制在8人以内较合理，且应尽量选择比较典型的被访者参与访谈。

（二）无结构式访谈、半结构式访谈和结构式访谈

根据研究者对访谈的设计程度可将访谈分为无结构式访谈、半结构式访谈和结构式访谈。无结构式访谈不按照预先设计的流程和内容进行，而是以一个主题为中心，被访者和研究者围绕这个中心随意发挥。无结构式访谈的弹性较大，只要不偏离主题都可以谈论，此方法能充分调动双方的主动性和积极性，能最大限度地了解某一社会现象或事件发生的根本原因，对深入了解社会问题有很大的帮助。半结构式访谈则是研究者预先设计好访谈提纲，并在访谈时围绕提纲提出有关的问题，且多为开放性问题，灵活性较强。在进行结构式访谈时，研究者往往会事先列好提纲和问题，按照设计好的内容一步步展开。结构式访谈通常以问卷或调查表的形式呈现，标准化程度较高且调查的内容比较有限，不会超出计划范围。

（三）正式访谈与非正式访谈

按照访谈的性质可将访谈分为正式访谈与非正式访谈。正式访谈是研究者已提前完成一系列准备工作，例如访谈场地、时间、被访者等都已基本确定的一种访谈；非正式访谈与正式访谈的区别就是无事先准备，它是研究者在工作过程中临时发起的一种访谈。

三、步骤

访谈法主要分为以下三步：

（一）访谈准备

在访谈准备阶段，研究者需做大量的准备工作。首先，研究者必须根据研究课题确定访谈话题。其次，研究者要选择合适的被访者，并取得被访者的同意，在被访者同意参加访谈后应及时约好访谈时间和地点，保证被访者的知情权、同意权。最后，研究者需查阅相关资料，进行知识的储备和访谈提纲的

设计。

(二) 进行访谈

在一切准备工作完成后，便可以进行第二步——访谈。访谈时研究者应先与被访者建立良好的关系，然后从简单问题入手，注意引导被访者并且给予其自由发言的空间。研究者的态度要始终保持中立，语言要得体，尽量避免直接问一些比较敏感的问题。在被访者回答了一些有价值的问题后，研究者可以继续追问以了解更多的信息。访谈时最好有专门的记录员来记录访谈的信息，也可以使用录音笔等工具对整个过程进行录音，保证研究者把全部注意力集中在被访者的回答和自身的思考上。

(三) 访谈结果整理

访谈结束后，研究者应尽快整理出访谈记录，并与其他参与访谈的工作人员一起核对记录，确保记录无错误、无遗漏。

四、评价

优点：利用访谈法开展健康社会工作，能更加真实地了解到被访者对于健康的态度和认知，且能够根据被访者的回答，深入挖掘深层次原因，更利于社会工作者发现有价值的信息。

缺点：访谈法对社会工作者的专业能力要求较高，在开展访谈之前，大多数社会工作者都需要经过相应的访谈培训，培训过程需耗费大量的人力成本、物力资源和财力成本等。另外，在访谈时，被访者极易受到研究者个性、态度、外表等其他因素的影响，从而影响回答的质量和可信度，造成访谈结果出现偏差。

第二节 观 察 法

一、概念

观察法是研究者依据研究目的，在事先计划好的观察环境中直接观察或是利用其他工具对研究对象进行观察，从而得出具有一定社会规律的一种研究方法。专业社会工作中的观察不同于日常生活中的观察，必须带有明确的目的性，并且能根据观察到的现象做出科学的解释。在开展健康社会工作时，社会工作者利用观察法可以深入探索亚健康群体产生亚健康的原因、行为的改变以及所造成的心理变化，能切身地感受此类群体的生活，并且利用自身专业能力和外部资源从根源上帮助此类群体改善生活质量，摆脱亚健康困扰。

二、类型

(一)实验室观察和实地观察

根据场所的不同，观察法可分为实验室观察和实地观察。开展实验室观察时，研究者可以使用实验室中的专业设备对研究对象进行深入的观察和研究。因为实验室条件的限制，且研究对象在实验室环境中难以真实地表露其社会行为，因此实验室观察在社会工作中使用较少。开展实地观察时，研究者要走进研究对象的生活中来观察其日常的行为和活动，这种方式不用对研究场合和研究对象等因素进行控制。

(二)结构观察和非结构观察

根据观察程序的不同，观察法可分为结构观察和非结构观察。结构观察是按照研究者预先设计好的步骤和流程以及观察提纲对研究对象展开观察。在非结构观察中，研究者未对观察内容和方案进行提前规划，其往往是根据现场的情况来灵活变换。

（三）直接观察和间接观察

根据研究者与研究对象接触程度的不同，观察法可分为直接观察和间接观察。在进行直接观察时，研究者与研究对象需要近距离接触，并且在研究对象所处的环境中展开观察。在间接观察中，研究者必须通过某些工具、行为遗留痕迹等来了解研究对象。

（四）参与式观察和非参与式观察

根据研究者的角色不同，观察法可分为参与式观察和非参与式观察。参与式观察是研究者走进研究对象的日常生活中，去感受和体验其日常生活。参与式观察又可分为半参与式观察和完全参与式观察。在进行半参与式观察时，研究者可以让观察者知道自己的身份，而在进行完全参与式观察时，研究者需隐藏自己的真实身份，并以一个虚构的角色开展研究。在非参与式观察中，研究者属于局外人，不参与研究对象的活动，也不影响所观察的环境。

三、评价

优点：观察法可以获得详细的第一手资料，社会工作者可根据这些资料展开进一步的分析工作。另外，观察法简单易行，且费用较低，特别是在非结构观察中，研究者可以直接开始观察，不必在研究前耗费大量精力做准备工作，且不需要额外耗费财物，不仅节省了研究经费，而且得到的结果也更加真实和客观。

缺点：由于观察法是在自然情境中进行，因此研究者难以控制目标行为的发生。同时，参与式观察中往往难以避免研究者本人的知识经验、能力、兴趣等主观因素所带来的偏见，会出现观察者效应和观察者偏差，从而导致研究结果的可信度较低。

第三节 实 验 法

一、概念

实验法是研究者针对研究的问题，在控制一定的条件下对某些实验变量进行操控来探究特定的社会问题的一种研究方法。实验法可在实验室和自然条件下进行。实验室实验是研究者控制与实验相关的某些条件，使用实验工具来开展研究的方法，例如，研究者希望了解儿童对颜色的敏感度，就可以借助眼动追踪仪在实验室中完成。自然实验是在群体正常的社会生活中开展的，对实验条件有一定的控制，例如在医院中，以护士对癌症患者的态度为变量，研究护士的态度对患者病情的影响。

二、实验变量

一个实验中，实验变量包含自变量和因变量。

（一）自变量

自变量是研究者根据研究需要自行调节的一个变量，当自变量发生变化时，被试也可能发生相应的变化。例如，在个案社会工作中，研究家庭教育对个人行为的影响时，其中家庭教育就是研究的自变量。自变量可以是刺激、环境、被试特点、暂时的差异，等等，研究者可以根据研究的目的自行选择自变量的类型。

（二）因变量

因变量是跟随自变量的变化而变化的一个变量。例如，在研究封闭空间内光线对个体情绪的影响时，被试的情绪就是实验的因变量，它会随着光线强弱的改变而发生一定的变化。因变量包括客观指标和主观因素这两种类型，反应速度、反应强度以及正确性等都属于客观指标，口语记录等属于主观因素。

三、实验组和对照组

采用实验法的研究小组由实验组和对照组组成，通过两组的对比可以确定变量的处理是否对被试产生作用，从而得出科学的研究结论。实验组接受变量处理，对照组无须接受处理。实验组和对照组可以根据实验条件或由研究者随机选择而产生，如研究者定期开展健康教育对药物滥用青少年的影响，可以先选出符合条件的被试，采用掷硬币的方法选出实验组和对照组，实验组接受健康教育，对照组则不做任何干预，观察两组在半年后的变化。

四、前测和后测

前测是指在进行实验前先对所有被试的现有水平进行测量，后测是指在实验完成后对所有被试的因变量水平进行测量，两次测量的差距即为自变量处理对被试所造成的影响。如果两次测量的数据相差较大，则说明干预对被试有效；如果两次测量的数据相差较小或几乎没有，则说明干预对被试没有作用。

五、类型

实验法常用的类型有准实验设计和标准实验设计等。

(一)准实验设计

准实验设计包括单组准实验设计和多组准实验设计。准实验设计不能随机选取被试，因此可能导致参加实验的两组被试的情况不完全相同。在研究者没有条件随机选择被试或没有足够的被试与实验组进行对比时，可以采用准实验设计。

时间序列设计是使用较多的单组准实验设计。时间序列设计是在观察的中间时间段加入实验处理，比较处理前后被试的差距。时间序列设计要求对被试进行周期性的观察，例如，护士在前三周只是与患者进行简单的交流，测量患者每日的心情愉悦度，从第四周开始采用共情的方式关注患者的身心情况，再每日进行测量，比较共情前和共情后患者心情愉悦度的差距。

多组准实验设计由不相等实验组控制组前测后测设计和不相等实验组控制组前测后测时间序列设计组成。前者对实验组进行干预，对控制组不做干预，同时对两组实施前测和后测，观察两组的差异。后者把时间序列设计与不相等实验组控制组前测后测设计进行了结合，即在一个时间周期内对实验组进行干预，控制组不做干预，比较两个组在一个时间周期内干预前后的差距。

（二）标准实验设计

标准实验设计有随机多组后测设计、随机实验组控制组后测设计以及前测后测设计、所罗门实验设计。标准实验设计采用随机分配的方式给被试分组，能够有效地控制其他因素的影响。

随机实验组控制组前测后测设计需分别测量两组的数据，随后对实验组实施干预，控制组则不做干预，再次测量两组的指标并比较干预前后的差距。例如，研究新的教学方式对三年级学生数学成绩的影响。随机选取某个学校三年级某个班级的学生，并随机将学生分为两组，对两组学生进行数学测验，随后采用新的教学方式对实验组学生进行教学，控制组则继续采用旧的教学方式。一段时间后再次进行数学测验，比较两组同学采用不同教学方式后数学成绩的变化和各组前后测成绩的变化，由此可判断出新的教学方式是否有效。

随机实验组控制组后测设计无前测，以此来控制前测对被试的影响，其他步骤与上述设计基本一致。

随机多组后测设计是在被试的分组数为三个或三个以上时使用，其也是采用随机分配的方式进行分组，然后对被试实施干预，测量不同组被试干预后的研究指标变化。

所罗门实验共涉及四组研究对象，控制组、实验组分别有两组，两种类型的组中各有一组接受前测，实验结束后四组均接受后测，每组研究对象随机分布，是包括随机化前后测两组设计与随机化后测两组设计的组合设计。

六、评价

优点：利用实验法进行健康社会工作研究，可以人为地控制实验变量，得出研究变量所造成的影响，减小研究误差。另外，实验法能够得出量化的数据，方便后续的统计分析。

缺点：社会工作研究中通常以人为研究对象，在选择被试和实验环境时可能会面临一些伦理道德问题。另外，由于实验法控制了一定的变量，因此其所得的结果可能不适用于日常生活当中。

第四节　问卷调查法

一、概念

问卷调查法是汇总与研究目的有关的问题，并按照问题的难易程度将问题从易到难进行排列，以纸质或网络为载体进行发放，来了解目标群体的社会和个人信息，并通过统计分析来定量描述和分析其特征的一种方法。

二、类型

(一)纸质问卷和网络问卷

根据问卷载体的不同，可将问卷分为纸质问卷和网络问卷。纸质问卷是用传统的纸张制作的问卷，研究者在目标场所发放并且由调查对象填写。网络问卷是在互联网的某些问卷平台上制作问卷、发放问卷和分析问卷结果，例如问卷星、问卷网等平台都可以设计网络问卷。

(二)自填问卷和访问问卷

根据问卷答题方式的不同，可将问卷分为自填问卷和访问问卷。自填问卷需调查对象根据自身情况自行填写，然后由研究者收回。自填问卷的语言必须简单易懂，不宜使用晦涩难懂的专业术语，题量应适中不可太多，问卷排版应清晰有层次，方便调查对象填写。访问问卷是研究者根据调查对象的回答自行记录的一种问卷形式，在调查对象文化水平不高或问卷问题较复杂时，此种方法使用较多。

(三)非结构型问卷和结构型问卷

根据问卷控制程度的不同，可将问卷分为非结构型问卷和结构型问卷。非结构型问卷对问卷中的表达不做过多的规定，可根据研究课题进行相应的调整。结构型问卷对问卷问题、提问方式、提问顺序、措辞等都进行了严格的规定，研究者必须按照程序严格执行。

三、结构

问卷由标题、前言、正文和结尾四部分组成。

(一)标题

问卷标题就是问卷的名称，应写明调查对象、调查内容等信息，让被调查者能够准确地了解调研的内容，避免使用一些表意不明的词语。例如，"挑食对中学生身体发育的影响的调查问卷"这个标题，明确说明了调查对象和调研的内容，一目了然，更易激发被调查者填写的兴趣。

(二)前言

前言位于标题之后，它主要包括研究者调查的目的、研究者身份介绍、填写奖励、保密原则以及问候语等。例如：

尊敬的先生/女士：

您好！我是某社会机构的工作人员，机构现在正在开展一项研究，计划对某社区的慢性病患者的睡眠情况进行调研，以便了解该社区慢性病患者的睡眠情况，并有针对性地提出一些促进睡眠的方法以提高其睡眠质量。本问卷为匿名填写，您的个人信息不会被泄露，请您放心填写。问卷填写完成之后，您可以在社区大门旁的服务台领取一份精美的小礼品，欢迎您的参与。

(三)正文

正文主要是了解调查对象的基本信息，如年龄、性别、文化程度、职业等，还包括调查的主要问题，通过这些问题应能了解到调查对象对研究课题的基本态度、采取的行为和认知等。正文的问题数量应适中，题目不宜过多，过多可能会导致调查对象产生不耐烦的情绪，题目排序应根据问题的难度从易到难，另外，调查对象的背景资料等较敏感的信息应放在问卷正文的最后。

（四）结尾

结尾是问卷的最后一部分，对调查对象的感谢常写在结尾部分，例如，"感谢您在百忙之中来填写我们的问卷，非常感谢您的参与"。

四、评价

问卷调查所得的数据便于分析和整理，另外，利用问卷可以同时调查众多个体，节省人力、物力资源，但问卷的回收率可能会对研究结果产生影响。另外，调查对象完成问卷时的态度、理解问题的准确性以及文化水平的高低等因素都会对问卷的可信度造成一定的影响。

第五节　社会网络分析

一、概念

社会网络分析是运用图论、数学模型等来研究社会成员之间的关系或通过这种关系所产生的一些有形或无形的东西，如消息、资源等，该方法在社会学领域应用较多且比较成熟，在经济学、管理学等领域也有运用。社会网络分析从社会网络的角度出发，研究人在社会环境中的相互关系，这种关系又反映了社会结构。社会网络是指人与人之间所形成的社会关系结构，它包括节点和关系这两个关键要素，节点可以是一个个体，也可以是一个社区或组织，节点之间的连接组成了社会网络。社会网络分析以网络图或矩阵的形式，定量分析社会网络及其成员的关系。

社会网络分析包含两种类型：一种是自我中心网络分析；另一种是整体网络分析。自我中心网络分析以个人为中心，从个人角度对个体的关系进行分析。自我中心网络分析没有明确的界限，研究对象既可以是组织内的也可以是组织外的。整体网络分析有明确的边界，并且注重节点整体关系的结构，研究节点间的关联，其主要作用是分析群体内部关系、人际互动，以及个体通过网络结成社会团体等内容。

二、发展历史

20世纪30年代，心理学、人类学和数学等学科为社会网络分析提供了理论背景。1954年，曼彻斯特大学的Barnes教授在挪威的渔村开展社会结构研究时，首次提出了"社会网络"的概念。之后，格式塔流派的库尔特等人、曼彻斯特学派的博特等人、新哈佛学派的佛里曼等人，以及芝加哥学派的罗纳德等人继续发展社会网络分析法，提出了社会计量学、社群图、整体网络和自我中心网络等概念，并创办了有关社会网络分析的杂志——《社会结构学刊》。

三、社会网络分析的特征

韦尔曼总结了社会网络分析的五个特征：

(1)社会网络分析聚焦于关系和关系模式，并不仅仅根据节点的内在属性进行分类。

(2)社会网络分析更重视多维因素构成的关系对成员的影响，并不仅仅限定在二维关系内。

(3)社会网络分析把结构当作网络间的网络，可以属于具体的群体。

(4)社会网络分析是基于一定的社会结构关系，它是对其他统计方法的补充和替代，并且应有独立的分析单位。

(5)社会网络分析是通过结构对行动的约束来解释个体的行为，并不是根据其内在的因素进行解释的。

四、社会网络分析在健康社会工作中的应用

(1)社会网络分析可以帮助研究者了解健康社会工作领域的研究热点和前沿信息，方便研究者开展进一步的科研工作。同时，社会网络分析通过网络图等展现方式能够更直观地呈现各国现状以及研究方向上的差异，为我国健康社会工作的发展提供帮助。

(2)社会网络分析能够了解个体、社区以及国家等节点的健康情况，并把健康情况量化，从而挖掘出更多深层次的信息，有利于社会工作者更有针对性地开展工作。

（3）把社会网络分析强大的关系网络运用到健康社会工作中，有助于更好地从生理、心理和社会这一全人视角了解个体以及与个体有关联的人的健康情况，对社会工作者开展工作有很大的帮助。

第六节　社会地理空间分析

一、概念

社会地理空间分析是指利用地理空间分布特点对调查数据进行收集、存储、管理、计算、分析以及描述，为健康社会工作提供更利于研究的可视化和空间化的方法。社会地理空间分析方法在犯罪学、经济学、公共卫生等领域运用广泛，健康社会工作领域的大部分工作也涉及地理问题，如群体健康情况和健康社会工作服务等具有明显的地域差异，因此可以运用社会地理空间分析对其进行研究。

二、发展历史

20 世纪 60 年代，加拿大学者 Tomlinson 在处理土地和环境数据时，首次提出了数字化地图的概念。不久之后，加拿大地理信息系统（Geographic Information System，GIS）被研发出来，此后面向地理信息系统的研究也越来越多，GIS 分析方法得到了极大的发展。

三、功能

社会地理空间分析是以地理信息系统为基础，其主要有数据采集与编辑、数据处理与存储、制图显示、空间查询与分析和结果输出等功能。

（一）数据采集与编辑

地理信息系统除了具有一般的数据采集功能外，还能运用其独有的数据管理和分析的功能，对数据进行坐标变换、类型变换、叠加等。

(二)数据处理与存储

数据在采集之后,格式和标准可能会不同,因此有必要对数据进行一定的处理,使其以合适的形式保存在数据库中,这样可以大大提升后期研究分析的效率。

(三)制图显示

地理信息系统能够对数据进行整理和分析,做出对应的地理仿真三维图,并且可以在一定范围内放大或缩小细节,让使用者更好地理解和接收数据信息。

(四)空间查询与分析

空间查询与分析功能是地理信息系统区别于其他计算机系统的一个关键点,也是地理信息系统的关键功能。另外,地理信息系统能够运用多种形式分析现实生活中与空间有关的问题,例如拓扑分析、栅格分析和地形分析等分析形式。

(五)结果输出

在完成对原始数据的分析后,地理信息系统会输出对应的结果,其结果主要以文本、图形和表格等形式表示。

四、社会地理空间分析在健康社会工作中的应用

(一)健康监督管理

健康社会工作者承担着个体、家庭、社区等群体心理和生理的健康监督与宣传任务,需要及时对多个群体的健康数据进行采集、分析与处理,以确保了解公众的健康情况。社会地理空间分析用地图的形式展示一定范围内的空间地理数据,实现数据可视化,方便社会工作者查看和分析群众的健康情况。

(二)应对突发性事件与灾害

地理信息系统通过存储的地理空间信息，可以帮助社会工作者以及其他救助人员在灾难发生后及时规划出最优救援路线，并制作出灾情状况图，使救灾资源和人员在确保安全的情况下第一时间到达现场，尽可能地提高效率和降低风险。

(三)健康资源配置

各个地区的健康服务资源配置各不相同，且各个地区对健康资源的需求也不同。地理信息系统能将各地区的医疗服务与健康服务机构的位置、服务范围、服务种类等信息进行汇总，方便社会工作者进行健康资源管理与分配，最大化地利用健康资源，确保群众的身心健康。

第七节　实地研究

一、概念

实地研究是指研究者深入社区中，运用现场观察、面对面访谈等方式收集相关信息，来获得所需资料的一种研究方法。实地研究强调研究者要深入实地，并将自身融入群众中，来有效地获得第一手资料。实地研究被广泛地运用于社会学、民族学、建筑学等学科中，并取得了明显的效果。实地研究由于需要研究者亲自参与，因此所获资料可能会带有研究者的主观因素。另外，在外部无控制条件的环境下进行，可能会对研究结果产生一定影响。但是，实地研究能够收集到第一手研究资料，并且较少受人为因素的干扰，有利于对研究对象进行深入、细致和全面的研究。

二、研究流程

实地研究的流程可以分为以下六个部分：

（一）研究前资料的收集与查阅

在实地考察前，研究者必须对与研究对象有关的信息资料进行收集，熟悉研究对象的背景、特点以及前人研究的结果等信息，如与对研究对象比较了解的人沟通，查阅以往的研究报告、相关书籍或报纸等有关资料，做到对研究对象的情况了如指掌，这样更利于研究的开展和研究结果的发掘，达到事半功倍的效果。

（二）抽样调查

一般情况下，社会工作研究的样本较多且杂，不可能一一进行研究，所以应采用适当的方法抽取合适的样本进行研究。在实地研究中，配额取样、滚雪球取样、偏差个案取样是比较常用的取样方法。配额取样也叫定额取样，是指研究者根据全部研究对象的某些特征进行分类或分层，并确定每一层级的样本数量，在大样本中随机抽取研究对象的一种抽样方式，如在某小区健康调查中根据个体的疾病种类分层抽样。滚雪球取样是指先随机选取一些访问者，再根据访问者的推荐对与访问者相似的群体进行调查，如要研究癌症患者的心理健康情况，先随机对一些患者进行研究，再由患者推荐一些其他患者供研究者研究。偏差个案取样是指对一些特殊的个体展开研究，利用特殊个体的特征来了解所研究问题的本质与规律。

（三）开展实地研究

根据选定的抽样方法抽取完研究样本后，下一步就是深入实地开展研究。研究者在进入社区之前，必须调整好自己的心态，敞开心扉，真诚地与该地区的群众进行交流，减少由陌生带来的隔阂。研究者与研究对象之间保持良好的关系，对实地研究的成功至关重要。如果研究对象始终对研究者保持着警惕和提防的心态，研究者将难以挖掘出真实有效的信息，得出的结论也将是有偏差或不真实的。

（四）收集资料

针对不同的研究，需准备相应的研究工具来收集资料。一般情况下，实地研究需要用到笔记本电脑、照相机、录音机和摄像机等工具来记录和储存所收集的资料。在完成实地考察后，收集到的资料形式多样，研究者应及时整理研究设备上的资料，将视频和录音类的资料转化成统一的文字形式，并根据关键词或标题进行整理分类，便于开展之后的分析工作。

(五)整理记录

在资料收集工作完成后，下一步便是整理记录。研究者可按照一定标准，如人物、时间线等进行整理。在整理过程中，应适当留出一些空间，方便补充新的资料和新的想法。

(六)撰写研究报告

撰写研究报告是实地研究的最后一步，也是向他人展示研究成果的最重要的一步。实地研究报告包括前言、研究背景、研究方法、描述与分析、结论与讨论等部分，应能够清晰地表明研究过程和结果。

三、实地研究在健康社会工作中的应用

(一)了解社区群体的健康情况

社会工作者运用实地研究方法，定期走访，深入群众当中并与其进行互动，能够增进社会工作者与群众的友好关系，同时，社会工作者还能观察社区中民众的行为，有针对性地开展健康社会工作。

(二)建立社区健康管理数据库

社会工作者在每次考察完之后，要整理出社区群众的身心健康数据，建立起社区健康档案，以后有数据变化时也应在数据库中及时更新，方便开展后续工作。

第八节　健康社会工作实务方法

一、个案工作

个案工作是社会工作者运用专业的知识和技能，为有困难的个人或家庭提供心理或物质上的援助，恢复个人或家庭健康的一种方法。个案工作比较具有针对性，是一项助人与自助的工作：社会工作者在帮助他人的过程中自身也可以得到治愈。个案工作也是一个信息沟通的过程。

个案工作包含七个步骤：第一步，接收案例；第二步，对服务对象进行预估和问题诊断；第三步，依照服务对象的情况制订针对性计划；第四步，开展服务；第五步，将社会资源与协调服务结合，对服务对象进一步展开工作；第六步，评估服务对象情况；第七步，结案。具体工作如下：

(一)运用个案工作法满足服务对象自身的需求

服务对象在其基本生活、医疗、康复等各方面存在问题与需求，社会工作者通过评估其人格特质、家庭情况、社会情况、发展情境等，从而确定服务对象的需求并给予其相应的帮助。从经济状况来看，社会工作者可以根据服务对象的经济状况帮助其链接政策资源，如最低生活保障、残疾人补贴等；在日常生活方面，社会工作者可以通过定期走访，帮助服务对象控制情绪，进行有效陪伴；对于有需要的服务对象，社会工作者可以利用个案管理的办法，利用多学科团队提供适当的服务，提供康复训练、生活技能训练、社交技能训练、自理能力训练以及心理疏导等，帮助其恢复正常生活。

(二)运用个案工作法满足服务对象家属需求

以残障、精神疾病患者为例，由于长期处于照护的压力中，他们的家属往往精神压力大，心情较压抑，并会受疾病污名化的影响而产生疾病耻辱感。家属作为非正式支持网中的重要一环，在患者康复和治疗中有着举足轻重的作用，社会工作者可以为患者家属提供个案服务。首先，帮助家属了解疾病的相关知识、家庭康复的方法，减轻疾病的污名化，并辅助患者进行康复治疗；其次，社会工作者可以对家属进行心理辅导，减轻家属心理压力，使其接纳患者，通过面谈、心理咨询等方式缓解其照护压力，倾听其困难，并提供帮助服务。

二、小组工作

小组工作是指在社会工作者的帮助下，以小组为单位，组内成员之间相互交流、相互倾诉。小组组员的问题类似或者相同；注重小组的团结合作；小组中的组员民主发表意见。小组工作主要流程为：组员的招募和筛选，确定工作目标，根据目标制订工作计划，协调和分配资源，安排小组活动时间，活动环境和设施的选择与妥善安排，按照计划执行、记录，分析结果和评估。

与社会工作中个案、社区工作方法不同，小组工作是通过有目的的小组活动，改善组员的态度、行为和应对社会环境的能力，从而使其恢复健康的。通过小组活动可以有效地恢复小组成员或整个小组的某些社会功能；有利于小组成员建立良好的人际关系，丰富其社会关系网络；有助于小组成员通过群体活动学习社会经验，增强社会适应能力。近年来，随着我国专业社会工作的发展，作为专业助人方法的小组工作逐渐应用到智力障碍人员、患者等特殊社会群体中。

(一)建立家属支持互助小组

建立家属支持互助小组，邀请拥有相似经历的患者家属共同分享照护经验，并排解家属的消极情绪。相似的经历可以让组员之间更好地接纳彼此，相互理解、相互支持。患者家属往往面临着沉重的心理负担，需要倾诉，释放压力。

例如，某基金会为先天性病患儿提供资金支持，并指定医院为其进行手术。住院期间，大多数家长对手术康复及以后的升学、就业心存忧虑，心理压力大。针对上述情况，医院社工部安排社会工作者拟订一份"患儿家长互助小组"的活动方案，以协助家长更好地应对压力。

(二)成立患者自助小组

社会工作者为康复患者组建自助小组、确定小组目标、制订小组计划、落实小组活动，通过组员之间的自助和互助，增强小组成员的发展能力和发展潜能。如为社区患有糖尿病的居民组建"糖友帮"自助组织，在小组内互相交流经验、提供支持。

三、社区工作

社区社会工作者运用专业的知识和方法，借助相关理论，为社区中有困难的个人或者家庭提供所需的帮助，包括物质或者精神方面的支持，协助他们解决个人和家庭问题，最终达到整个社区健康的目标。

社区工作的开展要服从党和政府的领导，社区社会工作者和志愿者应积极了解社区居民的物质需要和精神需要，依靠社区的力量和资源，解决社区内居民的问题，提高社区内居民的幸福指数，促进社区的健康发展。

(一)特点

社区工作需要解决的问题更加宏观；涉及分配资源和权力；可以依靠社会或者政府资源，在宏观层面为社区内弱势群体争取福利。

(二)流程

选择社会工作人员—与社区居民建立良好的关系—对社会工作人员进行专业技能培训—收集社区资料—确定行动目的和计划—在社区内开展行动—评估工作结果并进行分析。

(三)意义

增强社区内居民人际关系和社会适应力，培养居民互相帮助的意识，促进整个社区融合和社区和谐；满足社区居民的物质需要和精神需要；完善社区服务体系，增强社区服务能力，使其能够为社区居民提供更优质的服务。

思考题

1. 简述健康社会工作者采用访谈法与癌症患者进行首次会谈的步骤。
2. 简述实验法的分类。
3. 问卷包含哪几部分？
4. 运用观察法有哪些注意事项？
5. 实地研究的具体步骤是什么？

第四章
健康行为与社会工作

第一节 健康行为概论

一、健康行为的定义

个体的行为习惯与他所处的社会环境有着密切的关系，正如德国的心理学家勒温对于行为的定义中所言：个体的行为是在与社会环境的互动过程中产生的。个体具有主观能动性，对于外界的刺激能够做出相应的反应并产生一定的行为。通常情况下，个体的行为主要包括四个基本要素：行为的实施主体、行为承载的客体、行为发生手段、行为发生的社会情境。在一定机制下，主体通过工具或者使用相关的方法，与所处的情境彼此互动，产生特定的行为作用到客体上。由于主体、客体的多样性，以及发生情境的特定性，个体行为也具有复杂性特点和多样化的形式。

由此看来，健康行为也是个体与所处健康生活环境的互动，从广义来讲，健康行为是指个体或群体的行为能够促进身心健康平衡，对于外界的社会环境有良好的适应性，并长期保持一个健康的状态。从狭义来讲，健康行为主要是指在日常的衣、食、住、行中能够促进个体或群体健康生活的行为。反之，如果个体的行为异于常态，则会影响人们的健康状态，阻碍正常的生活，即称为危害健康的行为。因此好的健康状态需要依靠长期稳定的健康行为来维护。

二、健康行为的分类与特点

（一）健康行为分类

根据健康生活的分类标准，常见的健康行为主要包括五大类。

(1)日常健康行为。指日常生活中一切有助于身心健康发展的基本行为。例如，一些满足基本衣、食、住、行等健康生活需求的行为。

(2)保健行为。指为了维护身心健康，利用医护资源，开展一系列健康医疗保健活动。例如，疫苗接种、健康体检等行为。

(3)健康预防行为。这类行为主要是为了更好地规避意外伤害身心健康的危险事故，而采取的安全防护健康措施。例如，在驾车时系好安全带的行为，以及发生灾害时的自救和他救的紧急处理行为等。

(4)矫正不良嗜好行为。在日常生活中，一些不良嗜好、行为常常被忽视，长期下去会对个体的身体和心理产生一定的负面影响与危害，因此这些不良嗜好、行为都应得到及时修正。例如，改掉不健康的饮食习惯、戒烟、限酒、少熬夜等。

(5)避免环境危害行为。指避免将自身暴露在来自自然环境和社会环境的危险性因素当中的行为。例如，主动远离受污染的空气、水源，以及对各种生活事件的积极调试等。

(二)健康行为特点

我们可以看出，健康行为主要具有以下几方面特点：

(1)有利性。这是健康行为最基本也是最核心的一个特点，健康行为不仅有利于促进自身健康状态发展，而且可以带动周围他人，乃至推动整个社会健康生活的发展。

(2)和谐性。良好的健康行为能够使个体更好适应外在环境，在社会环境中获取健康所需的资源，同时又能积极促进健康社会的发展，使个体与环境之间形成平衡互动的局面。

(3)规律性。健康行为应该是一种规律性的常态行为。个体需要长期保持健康的行为。

(4)一致性。这主要指个体的外在行为与身心的一致性，只有个体保持一致的状态才能形成健康的生活状态。

三、影响健康行为的因素

良好的健康状态不仅关乎个人的生理状况和心理状况，而且同自身以及所处的社会环境的互动状况等多方面的因素有关。多个维度共同作用，进而影响个体健康行为的选择。

(一)生理因素

生理因素主要指个体外在的生理机能的状况，例如，身高、体重、生理器官发育、活动能力、疾病等状况。在生理因素中，影响个体生命健康的最重要的因素就是疾病，无论是先天遗传性疾病还是后天确诊的疾病，都会直接对个体的身心健康造成生理上的痛苦和心理上的困扰。因此，个体要及时治疗生理上的疾病，为健康生活提供基本保障。

(二)心理因素

简单来讲，心理因素是与生理因素直接相对的影响因素，心理因素主要是指个体的情绪反应、认知判断的状况、个人对事物与人的感觉等，主要关注于个体心情、心理反应的变化过程。心理状态是个体对所处社会环境与人际关系的内在感知，在当下信息繁杂的时代，个体的健康状况发展越来越受到心理状态的影响。医学临床实践和科学研究证明，扭曲、消极的心理状况会导致个人陷入不健康的生活状态，如产生压力、焦虑、愤恨、难过、悲伤、恐惧等消极的情绪。这可以使人体各系统机能失调，进而引发相关的疾病，使人的身心状况处于一个极度不平衡的危险状态。失眠、心跳过速、血压升高、抑郁、自杀意念等，有时都是由不良的心理状态衍生出来的，可危害个体健康。因此，积极的、乐观的、向上的情绪是健康的生活状态所倡导的。

(三)环境因素

人类的行为和环境是交互影响的，当然这种影响更多表现出的是一种非平衡性，而环境影响中不确定和复杂因素较多，包括不可预料的灾害，这使得社会环境对个人健康状况的影响相对更大。无论是赖以生存的自然环境，还是与个人密切互动的社会环境，都在一定程度上影响着个人的生存发展与健康状况。物质环境中的土地、水质、气候、资源等构成了人类的基本生存条件，也是维持健康状况的重要条件。人类要依赖于自然环境而存在，同时自然界也正在产生和传播着危害人类健康的各种有害物质。例如，雾霾天气带来的呼吸系统的疾病、突发重大自然灾害事件造成的个体健康状况受损等。

不过，随着我国医疗科技水平的进步，卫生条件逐渐改善，加之国家对居民健康投入成本的增多，我国的医疗健康保障体系渐渐得到完善，自然环境对健康的影响渐渐降低。而在当下快速发展的现代化社会，激烈的利益竞争导致稳定的社会关系体系被打破，社会排斥增多，由此引发的诸多社会问题正在深入人们健康生活中，社会环境对个体健康状况影响的比重在逐步加大。社会环境是一个复杂的系统，包括家庭、学校、同辈群体、工作单位、社区、文化，乃至整个社会，因此个体形成了多样化的社会互动关系。在社会化互动交往过程中，社会环境的结构、人际关系、社会网络、社会资本、社会支持都与人的健康行为有着密切的联系。不良的社会互动往往会引起人的负面的情绪反应，影响人的身心健康，增加患病的风险。同时个体在社会网络中所处的地位很大程度上影响着个体获得社会支持、医疗健康服务的状况。例如，一个美满幸福的家庭对于未成年人的人格健全发展来说是基础的条件，有助于他们身心健康发展。稳定的社会支持会提高个体应对社会风险的能力，有利于其更好地应对影响自身发展的社会问题，提升其整体健康水平。

(四) 生活方式的因素

生活方式是个体按照自己的生活习性，在特定生活环境中长期生活的一种状态。生活习惯、生活常识跟个人的民族、信仰、家庭状况、社会阶级、文化知识背景等因素有着紧密的联系，因此健康行为呈现多样化的特点。随着经济发展和人民生活水平的提高，个体自我健康生活的意识逐步觉醒，健康行为开始走进大众视野，被大家所倡导。同时，个体健康行为选择上有一定的差异性。不过要注意的是，人们往往忽视了日常生活中的生活方式对基本健康产生的不良影响。不良的生活习惯已经成为一种常态，如吸烟、酗酒、不良饮食习惯、作息不规律等，一定程度上都会对身体健康产生潜在的危害，严重的甚至会威胁人的生命。当下积极倡导健康生活方式，以健康行为代替不健康行为，进而有效预防疾病，应该成为全民的共识。

第二节　健康行为理论

健康行为的相关理论是由一系列逻辑上相互联系的心理、生理的健康和社会行为的概念与定义组成的知识体系，来系统、具体地描述、解释健康行为。在当下快消费时代的大背景下，日常生活中不良行为的比重越来越大，由此诱发的相关慢性疾病成为健康面临的严峻挑战，严重威胁着人们的身体健康。因此社会工作应发挥专业优势，积极介入，协助建立健康行为方式。同时，健康行为理论对于不良健康行为干预起到极为重要的作用，有效的介入需要建立在系统、科学的理论基础之上。探究健康行为的相关理论，有助于为行为干预积累相关理论、实务经验。以下是健康行为相关理论的介绍，主要包括健康信念模式、知信行模式等理论。

一、健康信念模式

健康信念模式（Health Belief Model，HBM），其主要是探究健康信念与健康行为之间的联系。健康信念主要是针对促进健康行为或矫正危害健康的行为方面的认知。该理论模式与社会心理学有一定的联系，着眼于解释、分析个人生活中的健康信念是如何影响健康行为的，是不良健康行为干预中重要的理论基础。该理论模式的重点在于建立健康的信念，目前应用于危害健康行为干预上，如不良生活习惯的行为干预方面，以及在临床医学中针对慢性疾病、癌症患者提高治疗效果、提升生活质量方面有着重要的意义。

健康信念模式介入重点放在个体主观的心理信念因素上，通过有效介入，协助人们建立对身心健康和疾病的正确认识及观念。该理论模式的基本框架是从个人对于危害身心健康的因素感知出发，经过对自己的日常行为的衡量，做出健康行为执行的自我评估。只有当个体具有实施某种健康行为的自信时，自我效能感得到激发，才能推动确立健康行为。健康信念模式基本框架如图4-1所示。

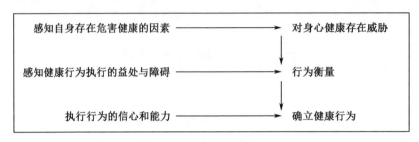

图 4-1　健康信念模式基本框架图

在健康信念模式中，健康信念对于行为的养成有重要的作用，个人的信念直接影响着个体是否会采取相应的行动。如果个体采用非理性、不健康的信念来指导自己的行为，使不良的生活方式成为常态，则会使个体行为在与身体健康的互动过程中产生偏差，给身体健康带来严重的危害。信念是个体主观认知上的内容，它受个体认知水平的限制，由于年龄、社会地位、阅历、知识背景不同，会产生不同的健康理念，因此，需要确立健康生活的信念来指导行为方式。

健康信念模式目前在国内外应用广泛，主要涉及临床治疗中各类慢性病患者人群，同时在疾病早期预防、宣传教育中发挥着重要的作用。研究数据表明，该模式不仅可以有效控制患者疾病的生理指标，而且可以使患者掌握健康自护的相关知识，提高患者自我管理的能力，对于患者就医的依从性也有很好的帮助。在当下的研究中，学者们往往基于健康信念模式，去探究影响健康防护的因素，进而应用于临床护理工作中，以解释或干预某种不健康行为的改变。如对高血压、糖尿病等慢性病患者进行行为干预，以提高其生命质量，达到更好的治疗效果；在协同医生治疗的情境下干预患者的用药行为，使患者能够遵从医嘱，从而提高用药的依从性；在针对透析患者的研究中，协助患者形成健康的信念、感知健康行为的益处，有助于患者健康行为的养成；除了个体的干预介入，还可以在社区层面开展控烟等宣传教育活动，向居民普及健康防护的知识，营造一个健康的社区环境。

二、知信行模式

知信行模式（Knowledge-Attitude-Practice Model，KAPM）是英国健康教育委员会公共医学的专家柯斯特博士在 20 世纪 60 年代提出的关于行为改变的理论。

该理论由知识、信念、行为三个维度构成，主要是用来解释个人的知识、信念、态度三者是如何影响健康行为的一个理论模式。该模式机制在于前期需要建立积极的信念、态度，了解掌握疾病及健康教育的相关知识和信息，进而协助个体做出健康行为的选择，最终养成长期的良好习惯。其中，健康知识的学习、信念的确立以及最终行为的形成，这三个步骤在逻辑过程中是连续推进的，三者互为补充，中间缺少任何一个环节都不利于健康行为的养成。

（一）知信行模式的三阶段

（1）健康知识教育。干预介入的初期阶段，首先对行为改变者进行相关的健康知识教育培训。由于个体具有差异性，因此要根据行为改变者的年龄、文化程度及知识接受程度选择不同方式进行健康普及教育。可以充分利用现代的互联网平台，使行为改变者直观地学习健康知识，深入了解疾病管理与后期康复的相关知识，不断提高对疾病、健康的认知水平。

（2）信念培养。进入行为改变的第二个阶段，这一阶段的重要任务就是确立积极的信念和良好的心态。一般而言，行为改变的动机是个体认知层面正确的信念和态度。正向积极的信念有利于健康行为的养成。通常情况下，人们对于行为养成更多倾向于是由相关事件所直接推动的，但其实大家往往忽略了信念对于行为的重要影响，如果用非理性的信念看待疾病，在对疾病的认知上容易形成心理困惑、负面情绪，不利于健康行为的养成。因此，需要指导行为改变者认识到自身存在的问题，以理性态度看待行为改变，缓解心理上的压力，增加行为改变的信心，充分认识到行为改变的益处，有利于下一步实际行为的改变，确立有效的健康行为。

（3）行为指导。人的行为不是因外界环境的赏罚和诱导而简单、被动地变化。个体的行为是认知和行动两者互动的结果。在经历了前面两个阶段即健康知识教育及信念培养后，最后一个阶段的重点在于行为的干预介入。根据个案的基本情况制定健康行为介入方案，并在介入的整个过程中监测、记录健康行为的变化情况。同时，根据方案介入个体行为，及时调整行动计划，保证健康行为改变计划能够顺利推进，确立有效的健康行为。

（二）在健康教育中的应用现状

知信行模式在健康教育和临床护理治疗中应用比较广泛，能够协助干预的个案对象了解基本的健康教育知识，强化其对于健康行为的自我管理能力，可以自觉采取有利于健康的行为，提高健康生活的质量，使个体的生理机能、健康状况、社会功能均得到改善和增强。

例如，就高血压患者服药依从性来说明知信行模式干预的整个过程：（1）在行为干预前，需要收集整理患者的基本信息，开展个体健康评估，初步了解个体存在的健康问题和需求，并制订系统化、个性化的干预计划。（2）根据患者对于健康知识的需求情况，进行健康知识的传授。通过生动形象地讲授健康安全预防知识，让高血压患者更好地了解疾病的机制和诱发因素，以及与疾病相关的临床表现、并发症、用药安全和合理饮食等方面的知识，以便患者更好地了解疾病治疗每个阶段的健康防护知识，把控好治疗的整个过程，结合自身实际情况来修正健康行为方式。（3）建立促进健康行为的积极信念，用健康理念替代非理性的理念。当高血压患者认识到自身存在的不良行为习惯，以及感知到安全用药的重要性后，对于健康行为所带来的益处感知渐渐增加。为了增加行为改变的信心，患者的家属以及医院内的医护人员要及时关注患者的情绪状况，给予安慰、支持、鼓励等心理上的情感支持，缓解其就医过程中各种不适应感和压力，引导其以良好的心态参与治疗，从而达到良好的介入效果。（4）在行为干预计划的后期，被介入的患者在健康理念的指导下，修正自身存在的不良健康行为，最终能够在行动上做到遵从医嘱，长期保持常态化的健康行为模式。

除了上述举例，基于该模式理论，有的学者还探究了患者术后生存质量提升的相关问题，将健康知识教育与医学护理干预相结合，有效缓解了患者就医时的焦虑情绪，提高了治疗效果；其他学者也将该模式应用于脑卒中患者的健康教育中，增加患者的信心，使患者认识到自身有能力去改变存在的不健康行为，能够促进其健康的恢复，提高治疗的效果，使其走出疾病的困扰。在国外研究中，相关学者还研究了女性心血管疾病患者群体，以其作为介入对象，对疾病的危险因素进行干预，增强患者的信念，提高其健康行为的行动践行能力。

第三节　社会工作与健康行为

一、社会工作对促进健康行为的意义

随着社会转型发展、人民生活水平的提高，居民的基本温饱问题已经得到很好的解决。近十几年来，由于不良生活方式以及社会环境的影响，我国的疾病发病率正在逐年递增，据相关数据统计，癌症发病率平均每年增长约 3.9%，死亡率平均每年增长约 2.5%，疾病对个体的生命健康造成了严重的威胁，产生了一定的危害。因此，进入 21 世纪以来，居民的身心健康发展问题被放在更为重要的位置。

党的十九大报告也明确提出，实施健康中国战略。健康不仅关乎个人的发展，同时与国家的经济发展、社会稳定有着直接的联系。因此应聚焦当下居民的健康行为，构建健康的生活方式，坚持预防疾病为重点，向居民倡导推行健康文明的生活方式，提供多样化的健康服务需求。近年来，居民的健康需求也呈现多样化的发展特点，同时人们对于健康的认识也有了新的变化，不生病住院已变成最低层次的健康需求，健康的生活状态是当下更高层次的需求。这也对健康社会工作提出了更高的专业服务要求，如何结合社会工作专业知识更好地服务于有健康需求的人群，这也是新时代对于社会工作发展的新的考验。在健康行为的促进过程中，社会工作专业区别于传统医学以疾病为中心的治疗模式，更强调在服务过程中提高服务对象的自我发展能力，关注个体身体、心理以及与社会互动的状态，追求"身-心-社-灵"之间的动态平衡，提升健康发展水平。

在健康中国的大背景下，社会工作利用专业的学科优势，在卫生保健体系和医疗卫生服务实务领域中，为服务对象提供服务，积极践行"以人为本"的人文服务理念。随着社会工作专业不断发展，社会工作实务领域不断向外变革扩展，社会工作也不仅仅局限在医院场所中为患者及其家属提供服务，现在正慢慢扩大到有健康需求的人群领域，工作范围超越了传统的只救助困境弱势群体的局限，正在健康服务领域发挥着重要的作用。

健康社会工作是近几年来在社会工作实务领域中逐渐发展起来的一个新兴领域，目前关于健康社会工作的学术研究内容还比较少，相关文献寥寥无几。

丰富健康社会工作的研究内容，积累本土化的经验，这也是在当下健康中国大背景下要引起全社会重视的一项议题。本书从社会工作视角对于健康行为促进的研究内容进行补充，也为健康社会工作理论研究做一点点的探索，有着积极的理论价值，同时对于健康社会工作在中国情境下本土化适应发展有着重要意义。在前面内容中已经详细探究了促进健康行为的相关理论知识，这也为社会工作介入健康行为服务提供了理论支撑，可以更好地指导服务实践，更加科学、专业地协助服务对象建立起健康生活的行为方式，这也进一步推动了健康社会工作实务领域的发展。

另外，在现实意义方面，开展有效的社会工作助人服务，不仅可以帮助有健康需求的群体了解更多的关于健康生活的知识，修正危害身心健康的行为，而且可以为他们提供健康行为方式的多种选择，提高个体生活的质量，同时对社会健康稳定发展也有一定的重要意义。因此，社会工作介入居民健康行为研究，具有一定的理论意义和现实意义。

二、社会工作在促进健康行为中的应用

健康中国的大背景以及国家健康政策的推动，给社会组织开展健康服务提供了发展的机遇，进而不断推动社会组织提升服务的专业性、多样性。除了传统医学和教育学领域中对于健康行为的应用，社会工作专业区别于其他专业学科，在促进健康行为的过程中有着独特的专业价值理念。在社会工作专业理论知识和实务指导下，可以从微观介入个案、小组、社区工作，更好地向居民推进健康行为教育服务，以及从整个社会宏观层面上，社会工作基于全社会健康发展的需求，向有关部门提出专业建议，推动出台相关的健康利民政策。

在实务应用过程中，由于个体健康状况存在相关的差异性，社会工作者在实施促进健康行为的过程中，要具备基本的医疗卫生常识，遵循证据为本的实务原则。同时健康社会工作需要根据服务对象的类型，有针对性地进行不同的服务定位，满足不同群体的健康需求，提供有效的健康服务。对于患病群体，如慢性病、癌症人群，主要提供临床相关的健康行为干预服务，以提高其治疗效果，使其达到身心平衡；对于健康人群，主要做好疾病预防服务，使其养成良好的生活习惯。通过多层次介入来提升全社会的健康防护意识，积极践行健康的行为方式，提升生活质量，构建健康绿色的社会生活。以下是健康社会工作在专业实务领域中的具体应用。

（一）个案健康管理

随着我国社会的发展，现代生活更加倡导从居民的个人角度管理自身的健康状况，因此健康管理被放置在一个更重要的位置上。在健康管理服务领域中，社会工作专业也正在发挥着独特的优势。社会工作者在具体开展促进健康行为的服务中，通过对介入对象进行辅导，科学评估、分析个体的健康问题和需求，提供相关的专业健康行为协助，制订合理的健康管理介入计划，协助个体安排健康生活，从而解决个体的健康问题，促进其健康行为的养成。在社会工作服务过程中，除了有直接的健康服务介入策略，还有间接服务，通过链接周围的健康资源或者辅导接触的第三方，推动服务对象健康行为的养成。

在个案健康管理实务中，可以运用个案治疗介入的模式，如行为治疗模式、认知行为治疗模式等。服务的焦点在于帮助服务对象调整身心健康状态，了解掌握健康知识，建立理性、正确的健康观念，形成良好的健康行为习惯，增强健康管理的能力，拥有健康的未来。社会工作者要协助服务对象整合当下可利用的医疗服务资源，获得专业性的健康服务支持，缓解生理疾病的伤痛，维持良好的健康状态。同时对其进行一定的健康知识辅导，使其转变以往错误的健康观念，重新建立认知观念，修正以往生活中不健康的行为习惯，养成健康的生活习惯。通常情况下，有着不良健康行为的个体往往自制力、约束力不强，其在健康行为改变初期，对于行为代价感知远大于收益。因此，在前期介入工作中要给予服务对象健康行为的正面反馈，积极支持、鼓励服务对象，提高其自我效能感，坚定其行为改变的信心。社会工作者要协助服务对象认识到健康行为是可以建立的。当服务对象已经建立了稳定的健康行为后，后期的行为强化也是一项重要的工作，在日常生活中通过具体的练习来强化健康行为，防止倒退到改变前的不健康状态。此外，协助服务对象构建起有益于健康发展的支持网络，获得有益于健康生活的知识、物质经济资源及社会关系等，这也是维持健康行为状态的重要动力。

（二）家庭健康照顾

家庭是个体社会生活中最基本的单位，家庭成员之间有着密切的直接互动。家庭对个体成员的健康有着重要的支持照顾的功能。家庭照顾模式具体是指，让家庭成员在自己生活的原环境、自己的熟悉的家中，充分发挥家庭的照料功能，满足家庭成员健康生活的基本需求，从而使家庭成员个人建立健康行为，维持健康生活的状态，保持身心健康。家庭中的健康资源更多属于非正式的资源。通过社会工作者介入，协助重新整合家庭中可利用的健康资源，有效满足每个家庭成员的健康发展需求，打造健康的家庭生活。在家庭内部开展服务时，社会工作者可以参考家庭社会工作实务介入策略。社会工作者在开展介入服务前，要充分了解家庭的基本情况，同时要与家庭成员建立良好的信任关系，以便后续相关服务可以顺利开展。

家庭健康照顾介入焦点在于充分发挥家庭的功能，提升家庭成员整体的健康水平。社会工作者参与促进健康行为的具体实务过程内容如下：

（1）健康知识教育。社会工作者协助家庭成员了解掌握必要的健康知识，提高家庭成员对于疾病的认知水平。社会工作者可以组织家庭成员借助网络媒体学习日常生活中常见疾病的相关知识。

（2）健康照顾技巧训练辅导。在日常生活接触过程中，家庭成员的行为方式会对彼此的健康行为产生直接影响。社会工作者通过开展家庭健康照顾技巧训练辅导，使家庭成员了解掌握健康生活的相关常识，更好地指导其健康行为的建立，提升其健康生活的能力，改变其以往生活中不良的生活方式。当下社会中，大部分家庭对于健康行为的重视程度普遍不高，对于健康生活没有一个恰当的定位，容易被快速消费时代的不健康观念影响。因此，需要在家庭环境中营造良好的健康生活氛围，发挥家庭健康照顾支持功能，促进健康行为的养成。同时我们还要特别注意有未成年子女的家庭，由于子女年龄较小，心智发育不成熟，自我管理能力不足，因此需要父母起到良好的模范带头作用，协助子女建立健康行为。

（三）健康意识提升小组

小组工作在健康行为促进实务中，发挥着重要的团体活动的作用，为有着共同健康需求的人员提供专业服务，在短期介入下通过小组活动一步步引导成员建立起对健康生活的深入认识，协助成员建立健康行为。在设计小组活动时，社会工作者应该紧扣提升小组成员健康意识的目标，设计一系列健康意识提升的小组活动方案。同时在前期小组组建过程中，社会工作者应该评估成员健康生活的需求，了解成员个性化特征，针对健康行为建立的科学过程，设计出适合成员能力发展的小组活动。在社会工作者的专业介入下，小组成员了解掌握健康知识，识别自己目前存在的不健康行为，提升健康意识。

健康意识提升小组是基于共同的发展目标而构建的，这个小组是一个临时性健康行为互助共同体。小组成员在互动交流过程中，共同学习健康知识，对小组产生归属感、认同感，交流分享经验，以此获得健康生活的体会，总结有益于健康行为的启示，将在小组中所学的知识运用到实际生活中去，养成健康行为。在小组工作的过程中，通过成员与成员之间，社会工作者与成员之间的互动交流，形成一定相互支持的网络。而这种支持网络对于每一位小组成员健康意识的提升、健康行为的建立的影响都是深刻的。在良好的小组氛围下，成员可以建立健康行为，也可以在小组活动中结识更多的同龄人，在活动结束后可以继续维持互动联系，形成稳定的非正式网络。开展小组工作的过程不但是成员学习、了解健康生活知识的过程，也是带动身边的人建立健康行为、提高健康生活意识的过程。社会工作者可以在活动结束后以家庭作业的方式，强化成员在小组活动中所了解掌握的健康知识。小组成员也可以将自己所学与家人、朋友进行交流分享。

(四)社区健康教育

目前，我国的社区居民获取健康知识的渠道具有局限性，不能深入了解健康生活的相关理念、知识，对于健康知识认知程度普遍不高，缺乏健康生活的行为方式。同时，传统社区健康服务活动由于经验不足、专业程度不高，而无法有效满足社区居民在健康发展方面的需求。因此，专业社会工作在介入社区健康教育活动上具有很大的发展空间。

社会工作者充分利用社区平台，整合社区可利用的卫生健康资源，如社区卫生院医疗资源、社区活动室资源、社区的人力资源等，构建有效的社区支持服务联动网络，在社区内积极倡导居民践行健康行动，为居民开展形式多样、内容丰富的健康教育活动。社会工作者协助社区居民了解健康行为的相关知识，提高社区居民健康生活水平，明确行为建立与健康生活之间的关系，从而逐步打造健康生活。社区是一个小型的社会缩影，社区居民在社区内互动交往，基于相同的健康需求、问题，同他人建立自由的互助团体，以方便后期相互支持帮助、创建关怀型的社区氛围、促进健康社区的发展。

思考题

1. 简述知信行模式。
2. 简述如何运用社会工作专业知识引导公众建立健康行为。

第五章
心理–社会干预的常用疗法

第一节　音　乐　治　疗

　　音乐治疗作为一种艺术性的治疗方式，在社会转型发展的当下，逐渐被社会大众接受与应用，对于这种非药物治疗方式的需求也逐渐增大。在实践过程中，可基于不同的服务群体形成多样化的治愈音乐的切入点，开展音乐治疗服务。音乐治疗不仅对于个体的身心发展有着重要作用，而且对于推进社会发展进步有着重要的现实意义。当下需要做好音乐治疗的推广普及工作，加强宣传，提高社会公众的认知程度，推动音乐治疗的应用发展。

一、音乐治疗的发展历史

　　音乐治疗，即发挥音乐对于疾病的疗效，在音乐感染下激发患者个体的力量。在早期人类社会中，音乐被赋予了神奇的力量，人们往往把音乐当作与神灵沟通的重要媒介。在古希腊时代，音乐的治疗作用越来越被大家所接纳。特别是受到古希腊学者们的推崇，他们认为音乐具有情绪宣泄、治疗疾病、抚慰心灵的重要作用。公元前 500 年左右，一位熟知音乐理论的学者首次提出了"音乐医学"的相关概念。这一概念的提出，使得音乐治疗在理论上有了进一步的阐述，同时也明确了音乐的治疗价值，推动了音乐治疗的专业化发展。

　　进入 19 世纪以来，随着医疗技术的发展，音乐治疗与心理学、解剖学、临床医学等专业学科相结合，不断丰富着音乐治疗的内容。在麻醉药还没有普及的年代里，西方医院曾用音乐治疗的方式安抚患者情绪，以减轻患者手术中的疼痛感，提高手术完成率。音乐治疗的功效逐渐被发掘应用，起到了重要的治疗辅助作用。在第二次世界大战期间，美国医院的医生曾为远在异国的伤员们播放故乡的歌曲，这不仅仅缓解了伤员们思乡的忧愁，也缓解了因伤病而产生的抑郁心情，使伤员们的治疗效果和康复效率大大提高。

音乐治疗渐渐发展成为一门科学、系统、专业的理论学科，开始在心理学、生理学以及社会功能治疗领域内发挥作用。与此同时，相关的音乐治疗社会机构也开始投入应用，致力于推进音乐治疗的专业化进程，为有需求的人群提供相应的音乐治疗服务。随着音乐治疗的专业化发展，为了使音乐治疗更加具有社会权威性，提高音乐治疗服务的质量，专业组织制定了职业认证标准，这为社会发展输送了大量的音乐治疗专业人才。

音乐治疗在中国也早有相关的记载。早在《黄帝内经》一书中就提到了"五音"，关注到音乐对人情绪的影响变化，以及音乐如何影响身体的五脏器官功能。我国真正意义上的音乐治疗出现于 20 世纪 70 年代末，国内学者开始引入关于西方音乐治疗系统科学的理论介绍。"音乐治疗"的概念开始慢慢走入人们的视线，逐渐在临床医学中开始试用。20 世纪 90 年代末，国家对于音乐治疗的专业化、知识化有了新的要求，开始在相关院校培养专业学科人才，弥补我国现代音乐治疗技术发展的不足。现在音乐治疗作为新兴健康服务行业，在我国展现着巨大的活力。

二、作用机制

在现代社会，音乐渐渐成为治愈心灵、缓解生理疼痛感的一个重要方式。音乐具有人文、社会、戏剧、自然、物理等多元属性。音乐治疗是一种综合性的艺术治疗方式。在音乐治疗过程中聆听音乐本身的声音，这体现着音乐的自然属性；当人参与乐器演奏时，旋律就在这个互动碰撞的过程中产生，这体现着音乐的物理属性；当音乐在社会范围内进行互动，传递情感，这体现着音乐的社会属性。因此，音乐对于个体具有多元的功能体验，在音乐治疗过程中，可以刺激个体的触觉与听觉，使个体产生一定的情绪感受以及心理反应，同时一定程度上影响着社会人际交往。

人们对不同风格的音乐的反应是有所区别的。轻快舒缓的音乐让人心情愉悦；节奏感强的动感音乐，容易使人斗志昂扬；低沉的音乐容易让人陷入沉闷抑郁的状态中。相关实证研究也证实了，长时间稳定的音乐治疗干预对于患者的功能恢复具有一定的效果，有利于患者身心健康。对于音乐是如何在治疗过程中对个体的生理、心理以及社会互动功能发生作用的，在以往的研究中也给出了相关的实证支持。音乐治疗的具体作用机制可以阐述为在一定的音乐情境下，人通过音乐的旋律，与乐器的互动，来聆听感受音乐。在音乐治疗的过程中，音乐与个体的心理和生理因素之间相互联系、相互作用，最终达到探索内心的心理反应、调节不安的情绪、提高治疗生理疾病的效果、改善社会功能的作用。音乐治疗作用机制如图 5-1 所示。

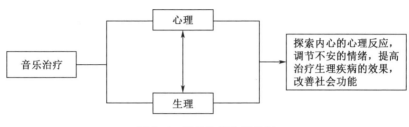

图 5-1　音乐治疗作用机制

在音乐治疗的相关研究中，对于音乐治疗作用机制主要有两种观点。其中一种观点认为，音乐治疗首先利用音乐对个体的心理反应影响，来进行介入治疗，待个体情绪平静后，再进一步探索音乐给生理疾病治疗带来的有益影响，这是一种路径。另一种观点则是从生理–心理层面出发，认为音乐在治疗生理疾病过程中发挥缓解疼痛感的作用，进而恢复、发展身体的生理机能，随着疾病的治愈，个体的心情也随之改善。

针对音乐治疗过程中患者的心理或生理反应，有时也难以区分出两者的前后影响顺序。音乐治疗作用机制的实现，大多时候是个体的生理、心理与音乐情境三者互动的结果。各个要素的变化都会反映到个体行为上，影响音乐治疗的最终效果。其中音乐的治疗因子与个体生理、心理正向互动越多，音乐治疗效果越明显，从而达到治疗、改变目标的统一，建立促进健康的行为方式，最终达到身心健康平衡的状态。

三、音乐治疗的形式与方法

音乐是一种艺术，有着多种表现形式，专业的音乐治疗工作者要根据患者的个体情况有针对性地采取不同的治疗形式开展服务。音乐治疗形式具体可以分为个体音乐辅导与团体音乐辅导。其中个体音乐辅导这种一对一的治疗形式能够充分了解、讨论服务对象的个人问题，提出有效的服务建议，帮助个体解决困扰。团体音乐辅导这种治疗形式是以多名被治疗者组成小组的方式开展治疗，有利于组员间的信息互动，矫正组员既往不良的健康方式认知，同时使组员在音乐治疗互动中积累经验、交流学习。

音乐治疗的方法有很多，可以基于不同的治疗环境与治疗目的来选择音乐治疗方法。在音乐治疗过程中可以使用接受式音乐治疗方法，主要以聆听音乐为主，包括音乐想象、歌曲讨论、音乐回忆、音乐放松训练等，可以激发个体身体、心灵上的体验，增强其内心的情感，推动其情感表达与交流，唤醒其被遗忘的记忆。还有参与式音乐治疗方法，主要强调个体参与到团体的音乐活动中，在人际互动中得到治疗。团体的歌曲演奏、节奏配合是主要的参与形式。另外，即兴创作式也是近年来兴起的一种形式，这对于音乐治疗工作者有着较高的要求。对于服务对象而言，即兴创作的目的在于发挥他们自身的潜能，通过音乐来表达自己的情感，展现内心潜意识的内容，更好地辅助治疗。

四、音乐治疗的应用

音乐治疗作为一种综合性的治疗方法，有着多学科交叉的专业性特点，在20世纪得到发展，在欧美国家以及日本研究较多。音乐治疗在欧洲国家起初主要服务于军队，后来逐渐扩展到普通居民的疗养恢复上；随后西方国家开始转移到疾病治疗上，主要服务于精神疾病和职业疾病的治疗，用于增强体质；随着社会的变迁和科技的发展，音乐治疗的服务群体也在逐渐扩展，在增进社会大众身心健康方面得到广泛应用。基于音乐治疗理论与实务经验的积累，具有系统服务体系的现代音乐治疗技术逐渐发展起来。我国音乐治疗于20世纪70年代从国外引入，在专业的音乐院校中进行探索式发展，积累了本土音乐治疗的实践经验，不断适应中国的社会服务实践。

音乐治疗目前应用范围广泛，在医院、学校、心理诊疗机构、社会服务机构以及其他医疗保健场所中推广应用，目前还是针对有着健康需求的群体。国外学者 Schmidt Peters 在《音乐治疗介绍》一书中详细阐述了音乐治疗在当代社会中的应用现状。基于研究该书具体总结出生理疾病、心理-社会两大治疗应用领域。例如，在住院患者治疗康复过程中，通过音乐陪伴不仅可以缓解产妇在生育分娩过程中的疼痛感，促进其安全分娩，同时可以排解其在自然分娩过程中存在的负面情绪；在心理-社会治疗过程中，主要是针对特殊群体的治疗，如自闭症儿童、社交障碍群体、临终老人等，利用音乐想象与歌曲演奏的方式，在音乐感染下增强特殊群体的情绪感受力，消除他们的心理障碍，使他们在音乐中感受到世界的爱意，重新塑造自信心，形成与社会的良好互动。

当下社会，音乐治疗承担着为有健康需求的群体提供帮助与服务的责任，作为一种专业服务已经介入人们健康生活的领域空间。随着社会变化发展和人们身体健康方面新的问题的出现，音乐治疗服务领域也在变化与扩展。除了传统疾病领域，目前音乐治疗在促进人们健康发展方面涉及越来越多的领域。基于人们的健康发展需求进行服务定位，音乐治疗主要包括以下应用领域：

（一）临床医学领域

音乐治疗创建始初主要服务于患者的临床治疗，对于安抚患者情绪、缓解疼痛感有着显著效果，这为音乐治疗成为专业应用技术奠定了基础。音乐治疗不同于以往的药物治疗，它更像一种人文关怀性的技术，可以避免药物带来的副作用，提高治疗效果。在临床治疗过程中，音乐治疗的辅助可以使身体的生理指标渐渐朝健康方向发展，增强治疗效果。目前在我国大城市的三甲综合医院内，音乐治疗技术在临床治疗过程中被推广使用。当前涉及的临床诊疗部门有神经科、精神科、儿科、妇产科、肿瘤科、康复科、心血管科等。

（二）心理健康领域

相关临床应用研究证实了音乐治疗可以有效缓解个体的心理困扰。在当今社会快节奏的生活中，人们的心理健康问题发生频率越来越高。音乐治疗主要依据音乐感染力以及普遍适用性的特点，可以在不同年龄段群体中开展心理健康服务，促进个体身心健康发展。音乐治疗极大丰富、发展了心理健康教育的内容，通过一定的音乐体验活动，刺激人们的情绪感受，调节人们内心不良的情绪反应。同时音乐也是人际沟通交流的工具，使人们在安全轻松的环境中放下心理的戒备，敞开心扉，展现真实的自我，增进人们的互动交流，有效缓解人们心理困扰。例如，在青少年群体中通过音乐打开他们心灵之窗，满足他们对于社会交往的心理健康需求。

（三）特殊群体领域

音乐治疗在特殊群体中的应用存在巨大的潜力。作为一种艺术性的治疗方式，音乐可以架起通往特殊群体心灵的桥梁，可以拉近人与人之间的距离。特殊群体包括孤独症儿童、社会交往障碍人群、智障患者、阿尔茨海默病患者等。相对其他领域，对于特殊群体而言，在音乐治疗专业技术上的要求会更高。在治疗过程中应尽可能为他们提供一个安全、可信任的治疗环境，使其心灵在美妙的音乐中得到慰藉与滋养。

（四）社会工作领域

音乐治疗的应用主要依托于社会工作实务的开展。音乐治疗在社会工作领域的实践主要基于服务对象的需求来进行介入干预，社会工作者要与服务对象建立互相信任的合作关系，协助服务对象缓解情绪和压力，并根据其困境、问题制订专业的介入计划，缓解服务对象的困扰。在社会工作领域中，音乐治疗活跃于人们日常生活的各个领域，例如，在妇女工作领域中，通过音乐为遭受家暴的妇女增权，提高其生活的自信心；在社会矫正服务中，协助服刑人员增强社会责任感，进而矫正不良行为；在企业社会工作领域中，增强团队凝聚力，提高员工的工作价值感。

五、音乐治疗的意义与价值

随着科学技术的发展以及医疗卫生条件的改善，当代社会越来越重视人文治疗的理念。其中音乐治疗作为人文治疗中的一种非药物方式，近年来逐渐被应用推广，有着独特的优势和应用价值。音乐是艺术的一种表现，因此音乐治疗不仅是一项服务技术，更是一种有温度的艺术，在治疗过程中给予患者艺术熏陶和美的享受。音乐治疗在精神分析治疗、认知与行为治疗，以及临床治疗过程中得到广泛的专业认同与应用，在治疗实践中也取得了一些积极成效。音乐治疗关注于个体"身-心-社-灵"多元的动态平衡，调节影响身心健康发展的不良情绪，进而提高个体的理性认知水平，恢复和发展个体的潜能，促进个体与社会之间的良好互动。

音乐治疗存在一定的正向疗效功能的因子，因子越多，治疗效果就会越显著。在国内外音乐治疗应用的实务研究中，音乐治疗的科学效果得到证实。例如，在临床患者诊疗、特殊群体的训练与发展治疗以及增进个体健康应用中，都具有实证的研究成效。这也是音乐治疗最基础的价值意义，能够满足不同群体实际的健康需求，促进身体健康，具有一定的实用价值。在专业音乐治疗中，人们跟随着音乐节奏可以抒发内心的情感，调节情绪，陶冶心灵，在优美的音乐中感受美好，达到心理愉悦的状态。音乐治疗也可以间接影响个体的生理状况，使个体在音乐催化剂的作用下改善器官功能、增强体质。音乐旋律对大脑神经的刺激影响，可以有效减缓大脑记忆力的衰退，具有一定的健脑效果。在个体社会交往中，音乐治疗也发挥着重要的链接作用，可以改善社会交往的障碍，增进人际交往的和谐。除了以上在身、心、社会功能上的价值，音乐治疗还具有一定的推广价值。音乐治疗集艺术与治疗于一体，在现代化社会建设背景下，推进具有医学人文关怀的治疗方式具有一定的必要性。发挥音乐治疗对于社会大众的人文治愈功能，营造和谐健康的社会发展环境，具有重要的现实意义。音乐治疗在中国具有一定的本土适应性和推广性，结合大众喜闻乐见的音乐形式，可以使音乐彰显出重要的实用价值。在音乐治疗过程中，社会工作具有独特的专业服务优势。音乐治疗不单单是聆听音乐，重点在于治疗的目标上，因此对于服务人员的服务技术水平要求比较高。社会工作者相较于其他服务人员具有更强的专业性，在音乐情境中能够站在服务对象的角度与其共情，理解他们的感受，增加彼此的信任感，进而推动服务对象主动表达内心的真实感受。通过在音乐情境中的体会、感悟来映射现实生活，服务对象能够意识到自身以及周围环境中存在的问题，进而提高自身在现实生活中解决问题的能力。在服务实践的过程中，社会工作者与服务对象是平等的关系，社会工作者不会因双方专业技术上的不对等性而对服务对象表现出优越性的怜悯或者进行指点说教。社会工作更加强调的是尊重服务对象，认同他们的价值，进而推动个体的发展，实现整个社会的进步。

第二节　绘画治疗

一、绘画治疗的发展与概述

(一)绘画治疗的概念

绘画治疗是表演性艺术治疗方式之一，绘画可以记录正在发生或者已经发生的事件，可以表达情感，将绘画者的想法寄于其中。治疗师可以通过画作对服务对象内心深处的情感和潜意识的部分有深刻的理解。绘画治疗的目的就是通过服务对象的画作，分析他们在画作中表现出来的情绪问题和潜意识中曾经遭受过的创伤。绘画治疗由治疗师、服务对象及其画作三部分组成，通过感受、分析和不断地发生作用，使服务对象内心情绪得到纾解、潜意识中的创伤得到治愈，甚至人格可以产生治疗性的变化。

（二）绘画治疗的发展历史

20世纪初，著名心理学家、精神分析学派的创始人弗洛伊德首次提出绘画和梦境可以表现出一个人内心深处的潜意识。20世纪初期，荣格也告诉患者可以通过绘画来表达和抒发内心的感受和情绪。1926年，弗洛伦斯·古迪纳夫创造了画人的绘画测试，通过让孩子画人来测试他们的智商，并将此绘画测试进行了标准化。20世纪40年代，约翰·巴克首创房–树–人测验，要求来访者在白纸上画房子、树和人即可完成测试，20世纪60年代，罗伯特·伯恩斯创立了一个动态的"房–树–人"测试，延续至今，并且在应用时需要两种方式结合使用。

二、绘画治疗的理论基础

（一）投射理论

"投射"在心理学中代表的是一种防御机制，是由弗洛伊德提出的，是一种减缓自我焦虑和自我保护的行为。荣格则将"投射"解释为个体将自身的有失道德或不符合社会价值观的态度、行为强加到他人身上。相关学者对其概念进行重新定义，投射就是一种态度、行为倾向，在个体没有意识到的情况下不知不觉地将自己的行为呈现在他人身上，这个过程是在潜意识中完成的。投射被认为是可以表达出个体内心深处潜意识的情绪和创伤经历。所以投射的相关技术可以被广泛地应用于心理治疗当中，绘画测验、罗夏墨迹测验和主题统觉测验等都在心理治疗中有明显的治疗效果。

（二）大脑偏侧化理论

大脑分为左右两个半球，两个半球之间相互联结、相互作用、相互影响，但是两个半球之间机能有所差异，所以分工也有所不同。左半球负责语言，控制逻辑思维、阅读等功能，右半球则与左侧相反，负责非逻辑性的，比如情绪、空间关系、音乐几何等功能。由此可知，绘画功能和情绪体验都是由我们的右脑控制的，因此个体可以通过绘画来表达和宣泄从属于同一个控制元的情绪。在心理咨询和治疗的过程中，治疗师可以通过画作了解来访者内心深处潜意识中的情绪体验，有针对性地解决问题。

（三）绘画治疗的作用机制

罗宾对绘画治疗的作用机制的理解和分析包括：我们人类的思维记忆中的视觉细节较多，感觉和听觉细节较少，绘画治疗是通过绘画者的作品内容来表达其内心深处潜在的情感等。所以绘画是一种非言语的工具，绘画作品是一个情绪表达的媒介。人类的情绪是复杂的、多种多样的，其中一部分可以通过语言描述出来，但是有相当一部分的情绪是无法用语言来描述的，比如一些创伤性经历和情绪就是以图像的形式储存在大脑中的，这些被压抑在潜意识中的情绪可以通过绘画治疗表达出来，大脑中储存的图像可以释放出来。组成绘画作品的符号、线条和内容本身是不带有感情色彩的，但是创作者可以通过绘画来表达自己内心深处的情绪和心理问题，这种表达可以让服务对象没有任何顾忌地抒发自己的情绪，因为绘画这种表达方式本身就具有隐蔽性，所以一些不被社会普遍价值观所接受的想法和行为可以借此表达出来。治疗师可以通过画作了解创作者，并为其提供解决问题的方式，帮助其解决心理问题。

三、绘画治疗在心理-社会治疗中的应用

（一）儿童和青少年

贾敏的研究对象是具有情绪障碍的儿童，主要研究过程是对其进行为期半年的绘画治疗，研究结果表明，该疗法确实可以明显地帮助儿童释放消极情绪，使儿童的情绪向着更加积极的方向发展。孙国胜的研究对象是具有情绪障碍的儿童，对其采取绘画治疗，研究结果表明，绘画治疗可以帮助儿童解决心理问题，释放消极情绪，提高生活满意度，进而增强亲子关系。还有研究表明，绘画治疗对于特殊儿童，如残障儿童或者留守儿童的心理健康水平都会产生积极效应。

Conn 对具有抑郁症状和自杀倾向的青少年实施绘画治疗，研究结果表明，绘画治疗可以纠正和改善青少年的不良态度与行为方式，帮助他们接纳自己，

发展正常情绪，恢复健康的心理水平。Reese 和 Carolan 对具有情绪障碍的儿童实施绘画治疗，结果发现，绘画可以帮助儿童解决情绪表达的问题，提高其自我认知，且有助于儿童形成价值观，对其今后的价值判断有重要意义。Singh的研究显示，对经受过家庭暴力的青少年实施绘画治疗，可以帮助他们面对创伤经历带来的痛苦并进行疏导，最终达到治愈的效果。

(二)大学生群体

汤万杰的研究对象是焦虑或者有抑郁倾向的大学生，在对他们实施绘画治疗之后，发现绘画疗法可以帮助大学生改善消极情绪，解决其在治疗过程中表现出来的心理健康问题，减轻其因为学业等方面问题所产生的焦虑和抑郁。杨在攀也对有抑郁倾向的高职学生进行绘画治疗，主要采用个体辅导和团体辅导两种方式，研究结果表明，这两种绘画治疗方式对于缓解学生的焦虑、抑郁状况等有一定的效果。田媛的研究表明，绘画治疗对于改善大学生的自我同一性有积极的效果。

(三)特殊群体

费明对精神病患者实施绘画治疗，治疗后发现患者的症状得到了缓解，说明绘画治疗对于精神病患者的病情治疗是有效的。同样，刘晋洪对精神病患者也实施了绘画治疗，结果表明，绘画治疗确实对于减轻患者病症有一定的效果，并且可以帮助患者减少平时服用的药物剂量。王燕萍等对抑郁症患者实施绘画治疗，结果发现，绘画治疗能够加快患者的恢复，并且防止复发，帮助他们提高社会功能及生活满意度。

Williams 和 Taylor 对监狱里的一些女犯人进行绘画治疗，这些女犯人都有过被暴力虐待和性侵的经历，并且对她们造成了一定的创伤。在治疗过后，她们自信心得到了提高，生活满意度也得到了提高。Gussak 的研究是在佛罗里达州北部的一个监狱进行的，其研究表明，绘画治疗可以加强犯人与监狱内部工作人员的沟通，并有效地缓解了犯人的焦虑、抑郁的症状，有助于提高他们今后的生活质量，维持社会稳定。

(四)弱势女性群体

Backos 发现，绘画治疗对于有过被强暴经历的女性的心理问题有很好的解决效果，可减轻了她们的创伤体验，缓解她们的身心压力，提高她们的生活满意度。Rabin 的研究对象是三位食欲缺乏的妇女和三位肥胖的妇女，在实施绘画治疗和相应的心理干预之后，其中五位妇女的自我认知有了提高。

四、绘画治疗在健康社会工作中的意义与价值

近几年来，国外的绘画治疗研究的对象大多是女性和青少年，针对儿童和男性的研究较少，且治疗范围涉及非常广，对抑郁、焦虑、创伤后应激障碍等都可以进行有效的治疗，对于一些心理状态较好的群体也可以通过绘画治疗来使其得到提升。但是在国内，绘画治疗只是一种辅助的方法，在治疗过程中与其他治疗方法结合使用，主要可以解决创伤后应激障碍及精神分裂等问题，针对一些有特殊需求的儿童和青少年，如残障儿童或者留守儿童等的应用也比较广泛，而且这种图像形式更容易被他们所接受。在实践中，绘画治疗这种心理治疗方法是一种非常有效的解决心理问题的方式，而且具有普遍适用性和接受性。

绘画治疗除了在治疗中起到重要的作用外，还可以为人文医疗做出重要贡献，绘画治疗等艺术治疗方法可以作为在医院中实践人文医疗的方式。有经验的社会工作者、志愿者、心理咨询师和医务人员等都可以对有能力参与的患者、患者家属和工作人员等进行团体绘画治疗，在医院设置一个专门的空间，让大家进行绘画装饰，使医院的治疗环境变得有人文色彩，使患者和医务人员进行沟通和交流，这不仅可以预防和解决一些医患关系问题，而且可以使患者释放自己在治疗过程中的消极情绪，使医务人员缓解工作和生活中的压力。

第三节　尊　严　治　疗

一、尊严治疗概述

(一)尊严治疗的概念

当一个人的生命接近终点或是身心健康状况处于极度不佳的情况时，什么

能够决定其生活质量的高低？被尊重和拥有尊严是保证人生活质量非常重要的一点，世界卫生组织曾用"尊严是人权的基石"来说明尊严的重要性。但是尊严由于其自身在哲学、伦理、医疗、法律等学科中的复杂性，不同学科、不同的人对尊严的理解都是不同的，因此难以对其下一个明确的定义。例如，基于哲学的角度，一些人认为选择怎样死亡是人的一项自主权，这符合人的尊严；站在伦理的角度来说，家人希望延长濒死的患者在世上停留的时间，维持患者的生命，这符合人的尊严；从姑息护理的角度来说，尊严可以指患者的生理及心理都达到了比较好的状态，这为尊严治疗提供了很好的理论基础。

(二)尊严治疗的发展历史

国外学者较早开始了对尊严治疗的研究。Breitbart 等人通过对 1998 年至 1999 年入院接受临终关怀的癌症患者进行研究发现，癌症患者的抑郁、绝望、丧失人生意义和自我是其没有尊严、渴求快速死亡的一大原因。加拿大医学博士 Chochinov 在前人研究的基础上开展临床研究，并在 2002 年发表文章《尊严维护照护——姑息治疗的新模式》，文章中提出终末期患者的尊严模型，该模型指出临终患者的尊严主要受与疾病相关因素、与维护个体尊严相关因素、与社会尊严相关因素这三方面的影响。2005 年，Chochinov 等人正式提出了尊严治疗，并确定了尊严治疗的访谈提纲，提纲主要包括 9 个问题，每个问题都旨在引导患者，帮助他们进行自我肯定，重新找回自我并确定自己人生的意义与价值。

二、尊严治疗的理论基础

尊严治疗的基本原理是使患者发现人生的意义、减少对痛苦的感知。尊严治疗通过了解患者的情绪，给患者提供支持和鼓励，使患者发现生命的意义和自身的使命感来增强其自尊，从而更平和地过完最后的时光。

尊严模型为尊严治疗的实施提供了指导，从影响患者尊严感的因素入手来解决患者的尊严问题。尊严模型由与疾病相关因素、与维护个体尊严相关因素和与社会尊严相关因素这三方面组成：

(一)与疾病相关因素

与疾病相关因素主要包括自主能力和症状困扰这两个部分。自主能力是指个人对他人依赖程度的大小，依赖越少自主能力越强。患者处在临终期，许多行动和事情不能自己执行，一部分人对接受帮助表示适应，并不会感到自主性受到伤害，另一部分人则会认为这是对自身的侮辱，并导致自我意识发生变化，产生无价值感或病耻感。自主能力包含了认知敏感度和机体功能两个子领域，认知敏感度是指个人保持思维敏锐的能力，机体功能指个人独自完成某件事的能力。当患者的认知能力、生活能力缺失后，自尊感强的患者会感到极度的痛苦。症状困扰包括生理困扰和心理困扰，这两者紧密相关。生理困扰指患病和治疗所带来的疼痛，生理上的疼痛往往会导致心理上的问题，如强烈的疼痛可能使患者产生抑郁、过度焦虑等心理问题。心理困扰主要指对治疗效果的不确定、对死亡的恐惧等。患者对治疗通常缺乏足够的了解，同时这种未知又进一步加重了患者的担忧。另外，患者不知道自己何时会面临死亡以及放不下家人、朋友等，这也使患者的死亡恐惧进一步加深，令生理的疼痛愈加难以承受。

（二）与维护个体尊严相关因素

与维护个体尊严相关因素主要有维护尊严观点和维护尊严实践两个部分。维护尊严观点指个体对待生活事件的方式或对世界的看法，这因人而异。维护尊严观点包含八个具体的内容：自我连续性、角色维护、传承/遗产、维持自豪感、抱有希望、自主性控制力、接受力、斗志/心理韧性。维护尊严实践指个人对生活状态的变化所产生的适应性行为，它包括了活在当下、维持常态、寻找精神慰藉三个内容。

（三）与社会尊严相关因素

社会尊严相关因素指的是社会环境对患者尊严感的影响，其主要包括隐私界限、社会支持、照护要旨、他人负担、后事担忧这五个方面。疾病往往会剥夺患者的隐私，如医院检查、如厕、洗浴等都会打破患者的隐私界限，使患者的自我认知发生改变。社会支持体现在行动层面和心理层面，患者的家属以及医院的护理人员对患者的精心照顾可以减少患者生活的空缺，让患者感到温暖。另外，社会支持在心理层面上需要让患者体会到安全感、关注和爱。照护要旨是指照顾者与患者交流中的语气，照顾者应使患者感受到自身的重要。他人负担是指患者因疾病所产生的负担和因麻烦他人所造成的愧疚，累积过多后患者会丧失活着的意义。后事担忧是患者害怕自己的死亡会影响到所爱的人的生活，如单亲妈妈担心自己去世后孩子没人照顾等。

三、尊严治疗的形式与方法

(一)尊严治疗的形式

尊严治疗是为生命即将结束的患者提供的一种心理干预方法，它能够改善临终患者的生命终期体验，提高其生命质量，帮助其应对悲伤和面对即将离开世界的现实，提高其自我认同和个人价值，增强其自身的尊严感。

尊严治疗主要以访谈的形式展开，由患者自己决定是单独治疗还是在家人或朋友的陪同下进行。在进行尊严治疗时，最好选择一个合适的环境，来保证患者的隐私不会泄露，并且使其处在一个舒适的状态下。另外，治疗的时间应控制在一小时内，在进行治疗的过程中应禁止他人看望患者，以免影响治疗。

(二)尊严治疗的实施过程

1. 尊严治疗患者选择

参与尊严治疗的人应该是临终期或是患有严重疾病的患者，但是病情过于严重且预估在世时间达不到两周的患者不宜参与尊严治疗。另外，认知能力受损的患者也不宜参与尊严治疗。除此之外，患者对尊严治疗有一定的兴趣且具有参与动机，能最大程度地发挥出尊严治疗的作用。

2. 使患者及其家属了解尊严治疗

患者及其家属有权了解尊严治疗的目的、步骤、作用、内容等事项，社会工作者也应该积极回答患者及其家属对于此疗法的疑问，打消患者的顾虑，减轻他们的负担。

3. 制作访谈提纲

访谈提纲能够让患者了解治疗过程，也可以让患者提前思考访谈的问题，组织好语言来更准确地回答问题，也有利于引申出更多患者想谈却不在访谈提纲内的话题。尊严治疗访谈提纲以尊严模型为基础，包括9个方面的问题：

(1)介绍一下您的人生经历，尤其是您印象最深刻或您认为很重要的事情。您认为您最有活力的时候是在哪一阶段？

(2)有哪些与您相关的特别的事情您希望家人知道或记住的？

(3)您认为在生活(家庭、工作、社会等)中您承担过最重要的角色是什么？这些角色为什么是最重要的？在这些角色中您获得了什么？

（4）在您的人生中，您获得的最大成就是什么？您认为最骄傲的事情是什么？

（5）对您爱的人，您还有什么特别的事想对他们说？或是有什么事您想跟他们再提及？

（6）对于您爱的人有什么期望？

（7）您有哪些宝贵的人生经验想与他人分享？对于您的儿女、配偶、父母或其他爱您的人，您还有什么建议和忠告吗？

（8）有什么重要的话需要传达给您的家人吗？

（9）在这份传承文档中，您还有其他想说的或是想记录下来的吗？

4. 收集患者的人口学资料

患者同意参与尊严治疗后，应对患者的姓名、年龄、婚姻情况、子女等人口学资料进行收集。另外，社会工作者还应了解患者的病情，这对访谈的开展有一定帮助。

5. 进行尊严访谈

尊严访谈的地点应该使患者感到舒适并且具有隐私性。在访谈前，应准备好录音机，全程记录访谈的内容。访谈时，社会工作者应该积极地聆听患者的话语，对他们给予肯定和尊重，并时不时地引导患者讲述有意义或较容易说明的事情。此外，对于负面的事件，社会工作者应知道如何处理并留意可能造成负面影响的内容，也应允许患者保留一些太痛苦或不愿意分享的内容。在访谈结束后，社会工作者可以询问患者的感受，解答患者的困惑，并向患者说明后续的事情。

6. 创建传承文档

访谈结束后，应及时将录音内容转化成文本，并保证录音转录的时效性、保密性和准确度。文本编辑完成后应给患者审阅，纠正有误的内容。修改完毕后应组织与患者的最后一次访谈，确认最终的内容。最后根据患者的意愿，选择这份传承文档最终的接受人。

四、尊严治疗在心理-社会治疗中的应用

尊严治疗的治疗对象主要是濒临死亡的患者，也有部分学者对患者家属进行过研究。国内外研究者的研究多集中于晚期癌症患者，也有少数研究者在老

年认知障碍、监狱等领域进行过尊严治疗的研究，具体情况如下：

（一）国内研究现状

国内对尊严治疗的研究才刚刚起步，有关尊严治疗的文章相对较少，近几年，尊严治疗才逐渐开始受到我国学者的关注，且我国学者将尊严治疗的研究对象主要聚焦于癌症中晚期患者，对其他疾病患者的研究相对较少。戴宏平在2011年运用尊严治疗对肝癌患者的压力和希望水平进行研究，发现尊严治疗能减少患者由于缺乏尊严而产生的压力，同时使患者对生活的希望感明显增长。肖星明探讨了在乳腺癌晚期患者中进行尊严治疗的效果，采用随机分配的方式将104例乳腺癌晚期患者分为实验组和对照组，一组接受尊严治疗，一组运用常规护理，研究结果表明，实验组患者的希望水平高于对照组的希望水平，负性情绪显著少于对照组。由此可知，尊严治疗对改善乳腺癌晚期患者的负性情绪和希望水平有一定帮助。闫翔宇等人对大学生群体对尊严治疗的态度进行调查，发现大学生群体对尊严治疗的了解较少，但是愿意在我国支持和推广尊严治疗。陈丹等人对老年轻度认知障碍患者开展尊严治疗，研究表明，尊严治疗能够减轻患者的焦虑和抑郁情绪，降低患者的尊严破坏程度并提高其认知能力。汪杨等人对老年食管癌手术患者进行尊严治疗，发现尊严治疗可明显提升患者的尊严水平以及减少患者的负面情绪。

我国学者对尊严治疗对于乳腺癌、肺癌、恶性淋巴瘤、肠胃癌等癌症患者的治疗效果进行研究，结果显示，尊严治疗对临终患者具有显著的积极影响，但是国内研究多局限在癌症患者当中，对其他群体的研究几乎处于空白。除此之外，因为各国文化存在差异，因此尊严治疗的问题提纲与我国民众所接受的文化有所不同，而目前关于尊严治疗本土化的研究相对较少，仅有李儒林曾在2018年对尊严治疗在中国的适用性展开过分析研究。

（二）国外研究现状

国外关于尊严治疗的研究开展得较早，墨西哥学者 GonzalezLing 等采用前测–后测设计对肺癌患者实施尊严治疗，发现患者的尊严感和价值感得到了提升，同时也减轻了疾病治疗的痛苦。Schuelke 等人将尊严治疗运用在8名儿童患者身上，并让其照顾者作为代理人来代替儿童进行访谈，得出尊严治疗也可以在儿童患者中使用的结论。学者 Perito 等在监狱中对10名囚犯实施了尊严治疗，通过对比治疗前后的数据，发现尊严治疗能显著减少囚犯的自残想法和增强其人际交往能力。葡萄牙学者 Julião 等人对 17 份文献进行归纳分析，证实了尊严治疗能够减轻临终患者的抑郁和焦虑的症状，同时在一定程度上减少了患者的心理压力。另外，他们还建议将尊严治疗加入临终护理流程当中，帮助患者提升他们的尊严感。Weru 等学者采用随机对照的方法对肯尼亚某医院 144 例癌症晚期患者进行尊严治疗，使患者的焦虑、食欲和幸福感等都有所改善，但患者的整体生活质量在统计学上无显著差异，这可能由于不同癌症的严重程度不同，且样本量也对治疗结果产生了一定的影响。

综上所述，不同国家的学者通过对不同的群体展开尊严治疗，所得到的结果都表明了尊严治疗对人是有益处的。运用尊严治疗能够提升患者的尊严感，减少患者的负面情绪和痛苦，对患者生活质量的提高有很大的帮助。

五、尊严治疗在健康社会工作中的意义与价值

(一)提升患者的尊严感

治疗者在与患者交谈的过程中，给予患者一定的关心和支持，引导患者说出自己的人生经验、分享自己的精神财富，并把这些留给患者的亲人或是朋友，能够让患者重新找回自主性，感受到自身存在的价值，从而减轻其身体和心理上的痛苦，可以以一个健康的人所拥有的尊严来平静地度过生命中最后的时光。Akechi 等多位学者的研究也证实了尊严治疗能够提升患者的尊严感。

(二)提高患者临终生命质量

尊严治疗通过访谈的形式让患者回顾自己的一生，感受生命中骄傲、快乐和最有意义的事情，使患者可以暂时忘却疾病所带来的痛苦，表达内心的感受，完成情感的宣泄与吐露，从而减轻心理压力，达到提高临终生命质量的目的。Hack 等人的研究发现，尊严治疗能提高患者的生活质量。

(三)帮助患者家属走出悲伤

患者痛苦的体验往往也会对照顾其的家人的身心健康产生一定程度的影响。在患者最后的时光里，家属不仅仅要忍受照顾患者的疲惫，更要接受患者随时会离开的悲痛，特别是未见最后一面或有话未说出口的家属，遗憾与伤心交杂，易导致身体或心理出现健康问题。尊严治疗在结束与患者的访谈后输出

的传承文档，有利于减轻家属的悲伤之情。患者留下的传承文档，能够让家属感受到离去的患者所给予的爱与期望，可以帮助他们更快地走出悲伤，重新开始正常的生活。McClement 等人的研究发现，将近四分之三的家属可以从传承文档中得到慰藉，从而走出悲伤。

（四）增加和提高社会工作者的工作经验和工作满意度

社会工作者在与患者接触的过程中，更深入地了解了临终患者的生活和精神状况，为其以后开展工作累积了一定的经验。另外，一些社会工作者在得到患者的信任后，可能在患者的许可下阅读传承文档，这对社会工作者来说具有不一样的意义，其更能体会到工作的价值从而提高了工作满意度，进而用更好的服务和更真挚的感情来照顾其他的患者。Montross 等人的研究证明了采用尊严治疗能够提高医务人员的工作满意度，使医务人员与患者的沟通变得更顺畅。

【案例】

案例1：音乐治疗在阿尔茨海默病患者中的应用

阿尔茨海默病在中国的俗称是老年痴呆症，近几年来发病率逐年增高，这一疾病对老年人健康的危害引起了社会的广泛关注。现阶段对于阿尔茨海默病的治疗方式上，除了基本的药物治疗，还有以患者为中心开展的"心理-社会"形式的非药物治疗。这其中，音乐治疗的方式就大大弥补了传统药物治疗中缺失的人文关怀部分。基于老年患者所处的现实困境，社会工作介入老年患者生活的社会环境，深入了解患者的心理感受，治愈不良情绪的反应，进而来提高患者的生活质量，达到延缓失智病情恶化的效果。本着关怀、治疗、改变的社会工作服务理念，社会工作者在一定专业科学音乐治疗知识指导下，通过组织开展小组活动的方式为阿尔茨海默病老年患者进行介入治疗，重点改善他们的心理焦虑、语言能力退化、社交沟通能力退化等问题。结合音乐治疗方式，由社会工作者负责统筹组织一个有相似患病经历的"互助支持"小组。小组活动的总目标在于通过团体音乐治疗的方式，帮助老年人在音乐中追溯过去，提升自我价值感，以及在与成员交流互动中，增进社会人际互动，延缓语言能力的退化，这一定程度上有益于其认知功能恢复，进而提升老年生活的质量。

在小组工作实务组织过程中，由于老年患者群体的特殊性，在此过程中我们要考虑到老年人的基本特征、音乐能力水平，重点在于恢复其退化的自我功能，达到一种音乐治疗的目标，而非音乐技能的培训。同时不要求老年人一定要具备音乐背景，而目的是在小组中体验、互动。通过一定的音乐渲染，营造出一个有益于患者恢复发展自我功能的环境氛围，在情感共鸣下，小组内社会工作者与成员之间，以及成员与成员之间的互动来往，形成了小组正向的动力，使得小组内的成员收获情感支持，获得真诚美好的人际交往经验，这有益于患者的神经系统分泌出促进身体机能恢复的物质。同时在音乐振动的过程中，患者在轻松愉悦的环境中感受音乐，身体的生理机能在音乐环境中也在发生变化，如血压、呼吸频率、脉搏跳动、脑电波反应等，这都有利于老年患者维持一个健康的生活。

在小组活动前期，选用一些老年人喜欢、耳熟能详的经典老歌，让他们在音乐氛围中回忆过往的经历，产生情感的共鸣，同时放松自我，宣泄心理的情绪反应，激发自我表达欲望。在此过程中，社会工作者要积极鼓励老年人讲述自己的故事，帮助其感受自我，促进其认知功能的恢复与发展。后期活动中，治疗安排由聆听式的音乐治疗方法逐渐转为参与式与创作式的音乐治疗方法，小组的老年患者们参与到音乐活动中，去感受和体验这个过程。大家一起演唱歌曲、演奏乐器，在团队协作过程中增进成员的人际互动，使其获得情感支持。

案例2：绘画治疗在中学生心理–社会调适中的应用

服务对象情况介绍：小张，女，13岁，初一学生，平时生活中非常冷漠，面无表情，在学校总是独自行动，不在乎别人的想法，不参加集体活动，虽然个体本身具有一定的学习能力，但是不能融入集体。小张的父母在她小时候就离婚了，母亲再婚，小张和姐姐、母亲还有继父一起生活，且母亲与继父育有一子。

社会工作的服务过程：（组织同龄人的小组活动）通过小组活动解决个案问题。

第一天，在活动开始之前先选择队长，小张表现出了当队长的意愿，但是并没有积极参与竞选，最终落选后不愿参加已经计划好的活动。社会工作者对她的情况进行追踪，了解小张的想法，并给予支持和鼓励，建立起小张对社会工作者的信任。第二天，在进行具体活动时，小张再次表现出冷漠的样子，不能和集体融为一体，社会工作者还是给予了小张一定的鼓励，并单独给了她相应的任务：照相，给了小张一定的自由空间。小张本身特别擅长绘画，社会工作者了解到这一点以后，让小张每天将自己的感受和想法通过绘画的形式记录下来。在第三天的活动中，小张在抵触的同时感受到了小伙伴们的温暖和关心，社会工作者也给予了一定的支持，使小张的自信心得到增长。社会工作者通过分析小张昨天的画作了解到，小张认为独处时自己处于一个放松的状态。社会工作者向小张本人表示感谢，感谢她的信任，希望她能够在接下来几天的活动中和大家一起玩耍。在第四天的活动中，小张突然冲出去，经过社会工作者的了解得知，在活动中小张和同伴发生了争执，所以大家将小张找到，一起安抚小张情绪，使其可以接着玩耍。当天晚上，小张把画作给了社会工作者，上面表达了白天她的不满。在接下来两天的活动中，小张已经能够积极地与同伴合作，共同完成任务，可以看出小张感受到了归属感，能够对同伴的要求做出回应。这两天的画作虽然也有一部分的消极情绪，但是能看出小张开始放下内心的防御，变得积极了。在最后一天的活动中，小张的情况趋于稳定，与同伴的关系融洽，画作所表现出的也是充满希望的一面，并在作品中表达了对社会工作者的感谢。到此，社会工作者通过绘画治疗解决了小张的问题。

对社会工作者的启示：在治疗小张的这几天，虽然取得了成效，但是我们不得不将时间纳入治疗效果的影响因素之一，我们只得出了小张在经过几天的治疗后恢复了一定的社会交往能力，但是我们并没有看到小张在日常生活中是否还能保持这一效果，所以在治疗结束后，我们需要进行一段时间的跟踪服务，巩固效果，确保治疗的彻底性。

案例3：尊严治疗在癌症患者中的运用

李先生，35岁，职业是大学老师，已婚，有一个刚上小学的儿子，与妻子感情非常好，近期去医院检查发现患了胃癌，且已经到了晚期，随即在医院接受治疗。李先生在得知自己的情况后非常苦恼，又加之化疗的痛苦，他与妻子的关系急剧恶化。李先生难以接受这一切，曾经他是风光的大学老师，在学校里获得学生的尊重，在家里也是顶梁柱。然而，在患病后，一切都改变了，李先生不能再继续给学生传授知识，也不能再庇护家中亲人。相反，学生的探望和妻子在生活上的照顾使他感觉尊严降低，他变得沉默少语且暴躁。李先生所在医院的社会工作者和医护人员根据李先生的情况，对他进行了尊严治疗。在治疗中，李先生表示他在患病后，不能接受从此以后不再是家里的顶梁柱和学生的好老师的事实，他感到自己不再有价值，生活丧失了意义。同时，每天的日常生活都需要妻子的帮助让他感到很没有面子，在儿子面前他也觉得自己不是一个合格的父亲。除此之外，他的心里对儿子、妻子和父母感到非常愧疚，对于不能再继续陪伴他们一起生活感到很悲痛。尊严治疗让李先生回忆了自己一生中最有意义的事情，也让他感受到了自己的存在价值。李先生在治疗后变得开朗了许多，负面情绪也得到了控制。尊严治疗留下的传承文档，也让李先生的家人得到了一定的宽慰。

思考题

1. 绘画治疗的理论基础有哪些？
2. 简述尊严治疗对健康社会工作的意义。

第六章
社区健康社会工作

第一节　社区健康社会工作概述

　　社区是居住在某一区域，具有共同关系、社会互动以及服务体系的共同体。社区社会工作通过社会工作者引入各种工作方法帮助社区行动系统在专业理念的引导下，参与有计划的集体行动，解决社会问题。社区健康管理是指利用社会资源、凭借社区的卫生服务体系来服务社区全体居民，收集社区居民健康信息，并对其健康状况进行检测、评估、干预与指导，并监控健康危险因素。

一、社区健康社会工作所面临的问题及对策

（一）问题

1. 人力问题

　　当今时代，人们对健康的需求越来越高，国家也在不断地深化医疗卫生体制改革，不断强调医疗卫生安全，尽可能地为人民提供更加全面快捷的医疗卫生服务。整个社会越来越需要社区健康，但是社区卫生服务中心的岗位和工作人员的数量没有增多，所以在上级分配大量任务时，社区就会面临着人力资源紧张和社会工作者疲惫等问题。

2. 依赖性问题

　　大部分社区卫生服务中心是依赖于上级医院的，并表现出较强的依附性。在进行社区服务时，社区服务中心需要上级的指示和指导，所消耗的物资也由上级医院提供，社区内的社会服务和活动也是围绕着上级医院所指明的方向进

行的。虽然这样避免了社区服务中心在探索活动中造成不必要的资源浪费，但是却不能针对本社区居民的实际特点来开展服务，缺乏针对性和自主性。

3. 政策问题

社区卫生服务中心开展活动需要严格遵守国家的方针政策，而国家对于社会工作者相应的职位和任务的分配并没有明确的规定，更没有制定合适的激励和惩罚措施，这就导致社会工作者的工作积极性不高、权责关系不明确，从而不能充分发挥出社区卫生服务中心的作用。

(二)对策

(1)设置专门人员管理机构：做好社会工作者的选拔和补充，做好任务和资源的分配及激励、惩罚措施的设置等工作。

(2)适度"依赖"：既要从上级医院处获得一定的资源支持和指导，又要更好地服务于本社区居民，根据本社区居民的特点进行服务，根据实际情况办事。

(3)制定相关制度：政府应该对社区卫生服务中心实施科学的管理，使每个职位权责分明，每个工作人员人尽其用；设置奖惩措施，使社区卫生服务中心能够更加高效地处理问题，更好地进行服务，让社区健康社会工作受到越来越多的重视。

二、社区健康社会工作的重要性

社区是一个小的集体，是国家与社会的单位，社区卫生服务主要是以社区居民为对象进行工作。社区卫生服务的重要内容是社区居民的健康管理。健康管理是对人们的健康信息进行收集、记录、分析和追踪，并为居民提供指导性的意见去预防或者治疗某种疾病。

近些年来，一些慢性病的患病率越来越高，人们的健康观念不断提升，对健康的需求越来越高，引入社区健康社会工作变成重中之重，国家为保障国民健康也提出了相应的政策。

(1)2017 年，国务院办公厅印发了《中国防治慢性病中长期规划(2017—2025 年)》，指出我国需要加强对慢性病的防治工作，在降低疾病负担的同时还需要加强慢性病的健康教育，建立健康管理长效工作机制，提高居民健康期望水平。

（2）2013 年,《民政部　财政部关于加快推进社区社会工作服务的意见》指出, 要充分认识加快推进社区社会工作服务的重要性与紧迫性, 加快推进社区社会工作服务的总体要求和主要任务, 加强对社区社会工作服务的组织领导。

（3）2020 年, 国家卫生健康委制定了《关于全面推进社区医院建设工作的通知》, 指出坚持以人民健康为中心, 坚持问题和目标双导向, 坚持防治结合功能定位, 进一步满足人民群众对基本医疗卫生服务的需求。

第二节　社区健康社会工作的主要内容

一、一般人群健康管理

社会工作者应该进行专业培训, 提高专业能力, 生活上能够与社区居民建立良好的平等关系, 工作上能够应对社区卫生服务中心可能发生的状况。

社工组织志愿者比如医生、护士或者医学生可以开展社区健康教育活动, 采取张贴海报、电子屏幕宣传、开展讲座等方式让居民重视自己和家人的身体健康、心理健康和行为健康等, 营造健康的社区氛围。

社会工作者应该为社区的居民建立健康档案, 定期为他们组织体检, 预防和监测疾病; 定期对其进行心理疏导, 保障居民的心理健康; 关注社区环境, 加强社区公共基础设施建设, 对社区环境定期进行清理, 保持干净, 给社区居民提供适合正常社交活动、运动锻炼的环境; 开展丰富的社区活动, 使社区内各年龄段的居民都可以参与进来, 协调社区内人与人之间的人际关系, 营造和谐的社区氛围, 有助于居民的身心健康发展。

二、重点人群健康管理

（一）慢性病患者群体

社会工作者应该为患者设置连续性的健康档案, 及时对其病情进行监测、记录和反馈; 应该对患者进行健康教育, 让他们了解平时的生活习惯中哪些是禁忌, 什么样的生活习惯有利于病情好转; 还应该适时地对患者进行心理疏导，防止其因心理问题而导致健康恢复不良。

（二）孕妇

社会工作者应对孕妇进行登记，督促其进行相关检查，及时记录产检结果，保障孕妇和胎儿的健康；对孕妇和家人进行健康知识教育，帮助他们了解产前和产后相关知识；对有需要的孕妇和家人进行心理疏导，使他们的焦虑情绪得到缓解，保持愉悦心情。

（三）儿童

社会工作者应给社区内儿童建立健康档案，开展预防、教育、监测、保健等工作。既要保障儿童身体素质健康、心理健康和道德健康，还要组织些集体活动以促进个体提高社会适应能力。

（四）癌症患者

社会工作者要及时关注癌症患者的身体健康状况，督促其按时检查、进行适度的体育锻炼等。除此之外，要格外关注癌症患者以及看护者的心理健康问题，及时对其进行心理疏导，保证其心情愉快。

（五）老年人保健

社会工作者应组织老年人定时进行体检，监控和预防老年疾病，尤其要关注子女不在身边的老人和本身健康状况欠佳的个体；经常在社区组织一些老年活动，可以让老年人锻炼身体、放松心情。

（六）康复患者

社会工作者应该督促康复患者定期复查；根据康复后的一些要求对其进行健康教育；监控其身体各项指标，防止疾病复发；适时地对其进行心理辅导，保证其心情愉悦。

（七）心理疾病患者

社区卫生服务中心应该专门开设心理咨询和心理疏导服务，首先要对患者进行病情分析，如果是轻微的心理疾病，社区卫生服务中心的工作人员可以帮助其进行心理辅导和情绪管理，如果病情严重，应送入专业的心理医院进行治疗并进行跟踪监测。

第三节　社区健康社会工作的主要方法

社区工作需要社会工作者深入社区，以社区的组织、社区的发展、社区的服务为基本工作内容，它以社区为服务对象，帮助居民解决生活中遇到的问题，提升居民的生活质量和幸福度。

社区卫生服务中心是基层防治的主体，在上级疾病专业机构的监督和技术指导下，社会工作者可以协助社区工作人员开展健康卫生保健知识的宣传普及、病情观察等工作。社区精神卫生工作可以分为三级防治：一级防治为了减少疾病的发生，二级防治的目的在于降低疾病的危害，三级防治可以通过康复训练减少社会功能损害。具体内容如下：

一、社区社会工作介入一级防治

社会工作介入社区的一级防治工作可以有效降低疾病的患病率。社会工作者运用社区工作的方法介入社区精神疾病的遗传性预防和干预，并以居民整体为服务对象，定期组织居民参加体检，宣传保健知识。同时，社会工作者运用资源整合的方法进行卫生知识宣传和教育，可以协助卫生工作人员定期组织面向全体居民的、喜闻乐见的健康卫生保健宣传，倡导科学健康的生活方式，并通过这种方式改善社区对残疾、残障、精神病患等的污名标签，为患者平等参与社区生活创造良好的条件。

二、社区社会工作介入二级防治

二级防治中，"早发现、早诊断、早治疗"可以有效抑制疾病的恶化。社会工作者可以运用社会工作专业理念缓解病患病症，助其恢复健康。在二级防治中，社会工作者秉持尊重、平等、助人自助的理念，除了通过较微观的个案实践、中观的小组实践外，还会通过社区工作的方法为其提供资源链接，提供康复资源。

三、社区社会工作介入三级防治

社会工作者可以帮助患者帮助患者创造一个良好的社区康复环境，提供技能训练，避免其功能退化，能更好地融入社会。社区环境影响着康复结果和疾病的稳定性，社会工作者可以为其营造无障碍——包含物理环境以及交流环境——的生活环境。另外，社会工作者要加强宣传，让患者可以有机会平等地参与到社会生活中，消除社区居民对患者的偏见。除此之外，社会工作者应发挥资源链接的职能，为有劳动能力的患者解决就业问题，提供就业辅导和培训，重塑其就业信心。

第四节　社会工作者助力健康社区建设

社区是实施健康中国战略的重要落脚点，社会工作与社区健康发展之间有一定的契合性。社会工作作为一门实务性社会科学，基于增进居民健康福祉的理念，运用科学工作方法，满足社区居民多样化的健康需求，提升社区健康服务社会化服务的功能。作为社区健康服务体系中的重要参与主体，依托社区的平台，运用专业理念从微观、中观、宏观三个方面全范围介入服务。在个案工作中关注到社区居民的健康生活状况、社会环境因素，从个案出发提供有针对性的精细化健康服务；在小组工作、社区工作实践中，更加重视发展社区居民的互助支持网络，扩充社区社会资本，成为居民在社区中寻求社会支持的重要力量，有助于建立一个相互关怀的社区。此外，应在社区中积极营造出促进健康的氛围，有效助力健康社区的建设。

一、评估健康社区需求

(一)社区居民生理、心理健康需求

满足居民生理健康需求的社区服务主要指社区居民日常的基础卫生服务，

包括疾病预防、治疗、保障、康复等相关的医疗服务。例如一些常见疾病、慢性病等诊疗服务。此外，也必须关注社区居民的心理健康问题，并及时提供专业化的心理咨询服务，增进社区居民身心健康发展。

(二)社区居民健康认知需求

由于受教育水平的限制，社区居民对卫生防控知识了解程度有限，在信息泛滥的时代，难以有效判断医疗知识的真伪。因此，需要在社区内部普及健康防护的知识，使居民了解相关疾病卫生的知识，改变以往的认知误区，同时掌握急救卫生知识，提升疾病预防的意识能力。

(三)社区医疗设施需求

社区内相关医疗服务设施不完善，专业医疗资源不足，难以有效满足社区居民在家门口就医的需求。

二、社会工作介入

(一)微观层面

1. 建立社区居民健康档案

为了协助社区居民更好地监测身体健康的情况，提高对自己身体的全面认识，社会工作者通过与社区卫生服务中心合作，协助建立社区居民健康档案，同时促进居民与专业医疗机构之间的沟通交流，力所能及地解答居民当下的疑惑，积极提供帮助。耐心鼓励拒绝建立健康档案的居民，告知其相关档案建立的好处，协助居民管理自身的健康状况。

2. 开展个案健康管理服务

社会工作者开展健康管理服务不仅可以针对社区居民，也可以针对家庭开展服务。在服务过程中运用个案管理、家庭工作方法技巧，发挥助人自助的理念，有针对性地评估居民健康需求问题，提供精细化的疾病预防、康复管理、心理疏导等服务。同时要区别社区内各类群体的健康需求，做好疾病的预防与健康管理，提升社区居民自我健康管理能力。

（二）中观层面

1. 健康知识讲座宣传

社会工作在介入过程中，以居民健康需求为出发点，重在提升居民健康发展能力。积极链接专业医疗机构资源，在社区内组织开展相关的健康知识讲座，通过普及疾病预防、健康管理、急救处理的知识，加强社区居民与专业医疗机构间的交流学习，使得社区居民掌握真正急需的健康知识，培养促进健康的行为。

2. 培育社区健康组织

社会工作通过扎根社区，整合社区内部资源，协助社区培育健康自治组织。通过健康组织这个平台，促进社区居民积极参与社区建设，发动社区居民为需要健康服务的人群服务。同时促进社区居民之间对健康防护知识的交流，互相支持帮助，形成良好的促进社区健康的氛围，实现健康社区的长效持续发展。

（三）宏观层面

在宏观层面上，社会工作者的工作重点在于营造社区健康环境，不断完善健康社区服务运作的机制，进而助力构建健康社区。首先，从政策上要不断完善社区健康服务的相关配套制度政策。其次，充分发挥社区居委会、医疗机构、社会工作等机构的重要作用，使多元主体间紧密合作，共同参与社区健康服务，构建社区健康共同体。最后，从社会工作专业角度而言，要不断创新服务模式，使之更加适应居民多样化健康需求，同时积极鼓励社区居民对社区健康事务的关注，营造社区整体健康环境氛围，推动健康社区建设。

【案例】

案例1：某社区的助残社会工作服务

王某，女，38岁，已婚，患有精神分裂症，性格孤僻，发病时急躁易怒。其女儿因为王某患病，性格出现了问题，母女关系疏离。自王某患病以来，其家庭经济状况不乐观。

社会工作者与王某进行沟通时发现她沟通能力良好，比较善于表达，喜欢做手工，而且她的丈夫非常关心她，一直想为她治病。王某的父母等家人经济条件较好，希望能够帮助这个家庭。

社会工作者为王某提供情绪疏导，让其说出自己的困境，通过一些训练使她能够调节自己的情绪，建立自信心。并鼓励她积极参加社区活动，提升自我归属感和社会适应能力。为王某提供医疗服务，协同她的家人共同解决她的治疗问题。积极地为她争取社会、政府的资源，为她争取最低生活保障、残疾补助等帮助。同时，社会工作者还开展社区教育与宣传，为残疾人进行科普、提供帮助。

案例 2：某小区邻居矛盾调和的社会服务工作

某小区是一个新建的小区，小区内 15 栋 2 单元 203 室住着张老伯老两口，张老伯夫妇俩是空巢老人，都已七十有余，子女均在外地工作。楼上的 303 室住着李老伯，今年 79 岁独居，并且患有高血压和肠癌。某一天，张老伯发现自家的天花板发霉，经物业检查发现是楼上李老伯家发生了漏水。物业将相关事宜告知李老伯，李老伯却否认这件事和自家有关，并觉得自己孤身一人，受人欺负，被人故意为难。结果张老伯一家将李老伯告上法院，李老伯急火攻心，病倒在床。

社会工作者带着居委会先做了李老伯一家的思想工作，希望能够冷静对待这件事情，邻里之间要谦让，等到李老伯身体恢复再进行协商。最后，张老伯家的低姿态感动了李老伯，李老伯家人主动查找漏水源头，解决了这一问题。物业免费为李老伯家更换了水管，李老伯主动承担了张老伯家的损失费用。

案例 3：养生保健工作坊小组工作活动

某社区是该镇上最大的社区，该社区 60 岁以上的老人占比 60%，人口老龄化程度较高，并且其中三分之二以上都是农民，其中有一部分是高龄长者、空巢老人和残疾长者。随着年龄的增长，人的身体机能逐渐退化，对健康的需求越来越高。为了满足老人的健康需求，该社区服务中心为老人提供养生健康信息平台，经常发布一些健康资讯，可以让老人学习一些健康知识。

该活动首先邀请了 6 名服务对象参加活动，最开始小组成员之间存在一定的距离感，随着社会工作者的引导，成员之间熟悉感增加，能够积极参加互动，个别成员还可以互说家常，交朋友。他们逐渐敞开心扉，融为一体，归属感也逐渐增强。

社会工作者的角色是引导者和示范者，他们通过整合资源开展小组活动，可以让社区老人感受到社区的关爱，帮助他们提升人际关系，建立归属感，提高他们的幸福指数，让他们安度晚年。

思考题

1. 简述社区健康社会工作的概念。
2. 简述社区健康社会工作的方法。
3. 社区健康社会工作的服务人群有哪些？其基本需求有哪些？

第七章
老年健康社会工作

第一节 老年健康社会工作概述

一、老年的定义

老年的界定在每个国家有所不同。从人口学方面来讲，我国同世界卫生组织明确规定，60 周岁以上人群为老年人群体。在西方，某些国家将老年人界定为 65 周岁以上人群；也有些国家将 45 周岁至 64 周岁人群称为初老期人群，将65 周岁至 89 周岁人群称为老年期人群，将 90 周岁以上人群称为长寿期人群。

二、老年人所面临的健康问题

(一)身体健康

从生理角度出发，老年人各项身体器官功能将随年纪的不断增长而逐渐下降，易患有骨质疏松、脑部萎缩等生理疾病，同时会出现注意力不集中、视力下降、嗅觉不灵敏、记忆容量有所减退等问题，身体健康素质逐渐呈下滑趋势，容易丧失自理能力。

(二)心理健康

从心理角度出发，老年人群由于社会经验比年轻人丰富，因此拥有独属于这一代人的"智慧"，但也确比其他年龄段人群更加脆弱、敏感，其自我怀疑度有所增加，因生理改变而引起的焦虑感、不安感越发强烈。此类人群渴望被他人关注爱护，不愿成为社会中的"边缘人"，却无法改变现状而产生无力感，种种不良情绪日益累积易产生心理问题，心理健康水平易下降。

(三)社会适应健康

我国老龄化社会发展趋势日益显著，老年人口所占比重较大。老年人在我国承受着巨大的社会歧视压力，处处充斥着"老年无用"这样的思想观念与声音，这些刻板印象和偏见使老年人的再就业变得异常困难，最终被社会边缘化。而随着青年人外出工作，"空巢"现象日益普遍，不少老人承担起了隔辈的养育责任而压力倍增。不少老人随子女迁居后脱离曾经的生活环境，失去了熟悉的交际圈且难以建立新的人际关系。同时子女忙于工作且迫于社会经济压力，使得老年人缺少应有的社会支持，进而影响老年人身心健康发展。

(四)道德健康

老年人发展出的道德感具有一定的时效性，该群体的部分需求难以和我国目前的相应设施及政策进行匹配，导致在不违反法律的前提下，会侵犯其他群体的道德标准从而占用他人资源，使得倚老卖老等不良道德行为随之而生，影响老年人道德健康发展。

三、老年健康社会工作的重要性

(一)有利于促进"医养结合"服务模式的发展

社会工作者若要将注意点放在老年健康上，就要系统学习老年健康护理的相关知识，达到可以对其进行指导的程度，将社会工作服务技巧与医学护理技巧相结合，提供有针对性的服务。"医养结合"是目前国家大力发展的社会工作模式，将医疗资源与养老资源进行创新性结合，实现社会效益最大化。目前，"医养结合"的创新性制度处在起步阶段，实施面临重重困难，如人员不足、人力资源调动困难、经费不足等问题。此时，社会工作者可以在其中以中间者的身份开展老年健康服务工作，促进资源整合，实现"医养结合"的有效发展。

(二)有利于实现健康老龄化的发展目标

人口老龄化带来的影响日益加剧，而我国作为世界上最大的发展中老年人口大国，更要积极采取相应措施以应对此问题带来的负面影响。转换老龄化发展方向是我国采取的适合国情且有利于国家发展的策略之一。研究表明，老年健康不仅指老年人生理器官机能的活跃度，更加强调的是其心理信念以及心理弹性的强韧度。借助医疗仅仅可以在一定程度上解决生物概念上的老年健康问题，而无法解决心理意义上的老年健康问题。社会工作秉持着以人为本的核心服务理念，关注老年人身心健康，采取专业的工作手段与技巧转换老年人不健康信念，促进老年人形成健康生活体系，加速老年人与外部环境相适应，有效实现健康老龄化，推动社会发展。

(三)有助于推动医务社会工作的发展

社会工作应具有全体覆盖性的特点，实现多方面、多层次发展，而老年健康社会工作区别于老年社会工作，将关注点更加细致地放在其健康发展上。社会工作者被要求进行相关技能培训以适应社会工作服务的发展方向，进而提高职业技能，推动医务社会工作的发展。

(四)有利于建设健康中国

2015 年，国家卫生计生委等六部门联合发布《关于开展全国精神卫生综合管理试点工作的通知》，标志着我国的精神健康社会工作此时已具备里程碑意义，但社会工作者的作用优势在此领域仍没有得到足够的发挥，专业技能仍无法充分施展。随着我国经济社会不断发展，老龄化人口不断增多，老年精神疾病与不健康心理疾病也随之增多，关注老年人身心健康成为当代社会工作者的一个重要任务。目前，精神健康社会工作服务体系已经逐渐走向规模化、专业化、健全化，有利于老年健康服务的发展和进一步落实建设健康中国的伟大决策。

第二节　老年健康社会工作分类

一、机构照顾中的老年健康社会工作

(一)机构照顾的定义

机构照顾即在相应的社会机构照顾身心脆弱的老年人，这部分老年人往往因身体功能减退而造成生活质量下降，无法掌控自身生活，无法融入外部社会，人际交往困难，患有不同程度的心理健康问题，需要被相应的社会机构和机构中的社会工作者予以特殊关照。

(二)社会工作者在机构照顾中的健康工作实操

社会工作者应从其独特的专业视角出发改善过去僵化的养老机构的管理模式，强调注重人性化的管理模式，从老年人独特的生理、心理需求出发，为老年人在机构中提供与之相符的社会机构服务，如随着老年人身体机能受损，无法高效活动，则可以通过引导老年人将有限的精力放在自己可掌控的事物上，从而缓解老年人紧张的焦虑感，提升心理健康水平。社会工作者也应大量学习有关老年人健康护理的专业知识，满足老年人对于身体疾病健康护理的需要，起到链接医疗资源与机构养老服务的中间者作用，成为养老机构中专业的中坚力量。

二、社区照顾中的老年健康社会工作

(一)社区照顾的定义

社区照顾的重点即社区社会工作者的关注重点应在老年人的身心健康上，使需要被照顾的不健康老年人尽量留在社区，将医疗资源引进社区，实现社会资源整合，使老年人在社区中得到相应的社会工作照顾服务，保障其身心健康。

（二）社会工作者在社区照顾中的健康工作实操

面对社区中需要被服务的老年人群体，社会工作者应根据其具体情况制定相应的个体方案，尽量采用"一对一"的服务模式。面对具有心理健康问题的老年人，社会工作者应积极寻找其问题根本所在，可以联合相关的心理咨询人员，对其进行心理疏导，改变其认知方向，引导其日常行为，增强其对于外部社会环境的适应能力；面对患有身体疾病的老年人，社会工作者可以提供居家上门服务，与相应的医院进行联合，学习专业的健康护理手法，更好地为老年人健康恢复提供帮助。

第三节　老年健康社会工作的主要内容

一、临终关怀

老年人是距离死亡最近的群体，这类人群经常会感到惶恐不安，从而影响身体健康、降低生活质量。老年人群同样也是患有身体疾病最多的一类人群，并且由于身体功能受限且不能适应现今智能化社会的飞速发展，会产生就医困难从而拖延导致病情恶化的情况。社会工作者针对此状况要积极与当地医院建立联系，学习专业技能，查阅相关资料，以帮助老年人缓解不适感；对于缺乏资金而无法就医的老年人，社会工作者可与相关政府部门或者机构进行沟通，作为第三方链接者有效为患病老年人提供帮助，以提升其健康水平及生命质量。关注临终老年人的日常生活，从微小的生活习惯着眼进行观察，全方位为临终老人提供良好的生活环境，缓解其心理上的焦虑及压力感。

二、"医-康-护-养"

随着我国养老体系的深入发展，我国大力倡导"医养结合"的老年服务理念，而"医-康-护-养"作为"医养结合"的子理念更加全方位地整合了社会资源，从而达到多层次、多主体共同为老年人的健康服务。而作为最新的医养结合新模式，"医-康-护-养"是指集"医疗、康复、护理、养老"为一体，把老年人的医疗健康服务放在最首要、最突出的位置，将居家养老与机构和医院相联合，将日常生活照顾与康复、治疗、护理相结合。社会工作在其中担任工作者以及资源衔接者，促进整体社会资源整合，将老年健康服务工作落到实处，多方协助更有助于增强老年人身心健康。

三、增强老年人的社会参与-社会适应健康

社会工作者可以在社区或机构内创建老年活动室，鼓励老年人就近进行同辈人际交往活动；定期举办相关知识技能讲座、培训，如如何使用智能手机等，保证老年人可以有渠道接收现代社会信息，不与时代脱轨，促进老年人与其他不同年龄群体进行多方互动，有效实现社会参与-社会适应，进而消除老年人孤独心境，促进其自我成就感提升，保证其身心健康愉快。

四、心理辅导

老年人群所面临的生活状况、环境往往较为复杂，可能面临丧亲丧偶、子女外出打工成为空巢老人或在家庭中处于劣势地位，情感被忽视、身体被虐待等。这一系列的不良遭遇都将使老人受到不同程度的身心创伤。对于此，社会工作者可以对相关人员进行深度访谈，了解老年人的具体情况，制定相应的解决方案，对老年人进行心理辅导，提供情感支持。在进行心理咨询与辅导时，社会工作者应注意结合此群体的特殊性，使用老年人可以接受的心理咨询辅导方法，如音乐治疗法、艺术治疗法等，缓解老年人心理的不适感，以此帮助提高老年人健康生活质量。

五、社会救助

对于没有经济来源且身体健康状况欠佳的老年人，老年健康社会工作者一般会关心其身心状态，积极主动为老年人寻找外界资源，如助其办理困难证明，每月领取补贴；寻求养老机构帮助，进行资源引进；链接医疗政策；等等。

六、家庭关系处理

老年人的不良家庭关系问题往往直接影响老年人的身心健康，有些老人会丧失经济来源而完全依靠子女补贴，然而在如今社会压力与日俱增的状况下，子女同样也因承受着巨大的经济压力而自顾不暇，以至于无法给老人提供经济甚至心理上的帮助，使得家庭矛盾激化。除此之外，老人省吃俭用从而无法及时补充营养造成快速衰老，无人陪伴而郁郁寡欢甚至产生自杀行为，影响家庭、社会健康发展。对于此，社会工作者应进行有针对性的个案介入，对于每一家庭的不同状况，制定相应的个案干预方案，如上述此种情况，社会工作者可积极整合相应社会资源进行救助，同时经常走访以调节缓和其家庭矛盾，从而有效缓解老年人内心的不平衡感、提高生活质量。

第四节　老年健康社会工作的主要方法

一、缅怀往事疗法

缅怀往事疗法基于老年人心理特点发展而来，老年人常常以回忆往事作为人生调节的机制，适度地回顾往事能够实现人生的"完整感"，完成老年阶段的人生任务，避免陷入绝望。具体而言，可以分为整合型缅怀往事，即解决人生冲突，接纳完整的自己，找到人生的意义获得整合感；工具型缅怀往事，即帮助老年人重拾解决问题的方法和技巧；传递型缅怀往事，即将个人的故事传递给下一代；叙事型缅怀往事，即回忆过往生活的趣事和经历；规避现实型缅怀往事，即通过回忆美好过去来抵御眼前困境；强迫型缅怀往事，即重新挖掘能带来苦涩和愧疚的负面回忆。

社会工作者可通过个人或家庭访谈、日常聊天沟通的方式，引领老年人回顾一生之中记忆深刻的往事，挖掘深刻记忆背后隐藏的情感状态，分析往事是否对老年人目前的健康状态有所影响。并且帮助老年人通过回忆具有成就感的事情而重获自信、打消自我无用感，进而避免产生不良情绪而影响其健康状况。

二、人生回顾疗法

社会工作者与老年人共同回忆探讨老年人一生中具有重要意义的事件，此事件可为正向事件也可为负向事件。对于具有正向意义的事件，社会工作者应继续延续此事件带给老年人的正向影响，而对于具有负向意义的事件，社会工作者应重构此事件对老年人的意义，积极引导老年人改变对此事件的认知方向和看法，使其转变为具有正向意义的事件。

人生回顾疗法可以通过多人小组或者个案的方式进行，社会工作者在进行人生回顾疗法实践时要注意，不应该抓着当事人的痛苦回忆不放，而是要使当事人从中获得领悟、远离过去的冲突，社会工作者在其中充当编辑的角色，详细记录老人所叙述的往事，帮助老人整理出人生历程的主题，并探讨这些主题对自己有何影响。

三、验证疗法

验证疗法主要针对阿尔茨海默病患者，这一类老年患者往往无法感知正常的现实生活，社会工作者应站在患者个人的角度，尽量融入他们的"现实世界"，体会患者所言要表达的真正含义，找到他们的内心矛盾冲突点，关注患者生理健康的同时也注重其心理健康，提供情感支持，减少他们的社会不适应感，增强患者的幸福感。

使用验证疗法时，社会工作者应注意语言交流技巧，给予老年人充分的理解，发现其混乱言语和行为中的真实含义。在这个过程中，社会工作者要注意观察患者的肢体语言、微表情、目光接触等。

四、兴趣小组疗法

社会工作者可积极组建兴趣小组或者老年活动室，通过组建不同的兴趣小组，让老人自由选择感兴趣的活动，在共同兴趣中寻找好友，建立人际关系，走出孤独心境，使之建立群体关系，发挥群体共情作用。

社会工作者可以采取需求评估的方式，进行老年人评估，选出大家感兴趣的小组主题，组建小组，如音乐小组、广场舞小组、歌曲小组，等等，丰富老年人业余生活，增加其期待值，促进其身心健康。

五、动力激励小组疗法

社会工作者通过组织小组活动，让老年人完成力所能及的简单任务，并因此获得奖励，对老年人多加鼓励，使老年人多做一些自己能够掌控的事情，以此激发老年人的动力，满足老年人的自我成就感，使其对生活充满向往，摆脱无法融入社会的"边缘感"。通过激发心理活力促进身体活力，进而提高生命活力。

可以参照下述过程：社会工作者与社区志愿者共同编排一些简单的小组活动，比如在社区内完成大合唱或者音乐演奏等活动，根据老年人自身的特性编制具体的活动步骤。在每一项活动完成后，社区服务人员要对老人活动的完成度给予肯定及良好的评价，使老人们获得满足感，产生持续性参与活动的想法，提高其生命活力，促进其生命健康。

第五节　社会工作者助力健康养老服务的发展

"老龄化"是近年来社会中一直不断热议的话题。为了进一步缓解社会老龄化压力，我国沿海发达省份在街道社区内部大力推进针对老年人的健康服务照料。在社区健康养老模式下，老人在自己熟悉的社会关系与生活环境中，利用社区养老服务资源，在家门口就能获得更加专业、便利的健康服务。其中，社会工作作为社区健康服务体系中的重要参与主体，依托社区的平台，运用专业理念，从微观、中观、宏观三个层次全面介入服务，在为社区老人提供满足健康需求的服务、构建健康支持网络、反映专业政策意见上提供重要支持，以此来提升老年人生活质量，助力健康养老社区的构建，为我国健康养老事业的发展贡献力量。

一、当前养老服务的问题

我国的老龄人口数量正在逐年增长，传统的照料服务已经难以满足老年人的健康服务需求，目前存在一定的困境。

首先，社区内部缺乏能提供专业服务的人力资源。相关负责人员主要是社区的工作人员，缺少具有专业技能的服务人员。

其次，目前的养老服务难以有效满足社区老人多层次的健康需求。生活在同一个社区内部，由于各个老人的实际健康需求状况有一定差异，传统的、普遍性的服务难以有效满足老人个性化的需求。

最后，社区内部养老服务设施不健全，资金支持薄弱。这严重影响着社区内部健康服务的有效运转，导致部分老人享受不到健康服务，从而影响社区健康养老服务的质量。

二、介入

当下社区健康养老体系的发展，需要结合本土社区实际的发展情况，充分发挥社会工作介入的专业优势，积极助力健康养老社区的构建。基于生态系统理论视角，特提出以下介入策略：

(一) 微观层面介入

提供精细化服务：社会工作者通过扎根社区，深入了解社区老人的健康需求状况，合理评估后为社区老人制定有针对性、个性化的介入服务，精准衔接老人的健康需求。同时社会工作者结合互联网技术，搭建起社区老人健康资料的信息化平台，实现有效供需匹配，提高社区老年人健康生活的水平。

精神支持服务：社会工作者从深层次评估老人需求。不仅关注到日常照料服务，同时也要关注到老人的精神状态和心理需求，及时提供专业化的心理咨询服务，改善老人的心理状态，增进老人身心健康发展，提升服务的质量。

社区健康教育宣传：由于社区老人获取健康知识渠道有限，普遍对于健康知识认知程度不高，缺乏健康生活的行为方式。在社会工作者协助下，为社区老人开展相关的健康防护知识教育活动，传播健康防护知识，在社区内积极倡导老人群体践行健康行动，构建老年友好型社区。

(二) 中观层面介入

链接社会服务资源：当下需要创新社区的养老模式，通过社会工作者积极链接社会资源，不断完善社区健康服务运行机制。例如，在专业医疗机构资源合作下，提升健康服务专业水准，使得社区内的老人在家门口就能享受到诊疗服务；以及在社会志愿者的参与下，丰富社区养老服务的活动，有效缓解社区人力资源短缺的困境。正是在多元主体协同下，一起为老人服务，构建社区养老长效保障。

构建社区养老支持网络：在社会工作者协助下培养社区养老服务骨干，逐步发展起本社区的自治组织，使得老人在社区内部熟悉的环境中获得照料支持。此外，通过链接社区健康服务资源，在社区内部构建起养老服务的支持网络，为社区需要照料的群体提供适当的照顾和支持，例如，在社区内部开展日间医院、日间护理、康复护士等辅助服务支持。

（三）宏观层面介入

社会工作者作为社区居民与政府之间的沟通桥梁，通过深入社区了解社区健康服务的第一手资料，积极向有关政府部门反映社区养老的专业意见，推动政府层面不断调整服务政策，加大对社区健康养老建设的资金投入，不断完善健康养老服务机制，拓展老年群体服务项目。同时积极践行健康中国战略，提升老年群体健康生活的质量。

【案例】

案例1：缅怀往事疗法在老年社会工作中的应用

王大爷是一名退伍军人，无儿无女，身体残疾，目前经济来源为国家补贴，我国对老年队伍军人有较好的福利，王大爷在物质生活上非常满意。但是随着年纪逐渐增大，王大爷开始对自己产生了自我怀疑，认为自己毫无用处，生命毫无意义。此时，社会工作者可以对此进行介入干预。社会工作者小张在了解了王大爷的基本情况后积极与王大爷建立联系，提供情感支持。在日常沟通中，小张通过询问了解王大爷在参军打仗时的英勇事迹，引导王大爷回忆年轻时的辉煌岁月，王大爷在讲完他因炸了敌人的装备库而为整个队伍赢得作战时间的故事后热泪盈眶，还对小张展示了军功奖章，小张立刻回应王大爷说："正因为当时有你们的努力，现在孩子们才有了美好生活，您的付出我们感受得到，我们千千万万的中华儿女感受得到，我们感恩您，而现在应该换我们去保护您了，您就应该在这个盛世好好享受幸福！"小张的一番话让王大爷很是感动，并且说道："我以前总是觉得自己老了，没用了，不再被大家所需要了。

其实我只是觉得如果有人能够记得我就是好的，想想我当年所做的事情，我到现在还是热血沸腾，仿佛我还如当年一般。现在我觉得我又重燃了对生活的希望，奋斗了大半辈子，是时候去好好看看祖国的大好河山、享享清福了。"

案例2：人生回顾疗法在老年社会工作中的应用

李奶奶是一位空巢老人，儿子常年外出打工，只留她一个人在家。由于儿子工作繁忙，对李奶奶疏于关心陪伴，李奶奶常常感到十分孤单，觉得儿子不理解自己。社会工作者小张对其进行介入，定期去李奶奶家中陪她聊天、下楼散步。经过半个月，李奶奶的情绪有了明显好转，此时，小张与李奶奶谈起她的儿子，李奶奶突然有了兴致，说道："他其实对我很孝顺，每个月都会给我打很多钱，说小时候过得太苦了，但是现在我可能一年都见不到他一次，我觉得他并不理解我也并不关心我，所以我经常会感到难过。"小张说道："那您觉得他的爱会不会只是变了一个形式呢？人生终不能两全，或许有些地方他确实做得没有您想象中的那么好，但是他确实把您当作他努力工作的动力呀！小时候日子过得苦，现在他想让您享福，所以可能没有时间每天陪在您身边，但是他心里是有您的呀！"李奶奶说："确实，我时常觉得他不够重视我，现在想想，就是因为他太重视我，想给我更好的生活才会这样，我不应该不理解他的，我应该好好过自己的日子，让他放心才对。"小张对李奶奶表示她这个想法是正确的，并且承诺自己会定期来陪李奶奶说话。

案例3：验证疗法在老年社会工作中的应用

丁大爷是社区中的一个"怪人"，他比较孤僻并且经常自言自语，说一些别人听不懂的话，因此社区中没有人愿意与他做朋友，丁大爷看起来一天比一天憔悴。社会工作者小张因此介入。在最开始的接触中，丁大爷并不愿意与小张说话，甚至经常刻意与之避开。小张依旧定时陪在丁大爷身边，陪他遛弯儿、逗鸟、看花，小张发现丁大爷特别喜欢花鸟鱼一类事物，并且经常说着"是谁的，是我的"这样的话，最后经过小张的了解发现，丁大爷这句话的意思是：我非常喜欢这个东西。在小张理解之后，每当遇到好看的花草时，小张就会跟丁大爷说同样的话，慢慢丁大爷开始不再抗拒小张，并且愿意跟他说话，虽然说的并不是按照正常逻辑可以理解的。小张从始至终都在用丁大爷世界中的话语与之交流，拉近距离，让丁大爷感觉他们就是一个世界的人，小张的情感陪伴让丁大爷变得日渐开朗。

案例 4：兴趣小组疗法在老年社会工作中的应用

在 A 社区中，老年人较多，不少老人活动不便，社区就是他们主要的活动范围，但是社区中并没有设立适合老年人的活动场所，导致许多老年人社会参与–社会适应性较差，由此积累不良情绪引发矛盾冲突。社会工作者小张介入个案，观察了解徐爷爷的日常生活模式并与之进行沟通发现，徐爷爷是因为不知道如何与他人主动交友进而引发的社会适应困难。小张积极了解徐爷爷的兴趣点所在，发现徐爷爷特别喜欢棋牌类的活动，无奈搬到新社区后无法经常从事喜欢的活动而感到生活无趣。在小张仔细讲解介绍了社区的活动安排后，徐爷爷愿意随小张去老年活动室进行参观。徐爷爷找到了具有共同爱好的同龄人群体，发现融入群体并没有那么难，很快就与大家建立了朋辈联系，获得了情感、社会支持，与好友共同跑步、下棋，身心健康水平得以提高。

思考题

1. 简述老年健康社会工作的主要内容。
2. 社会工作介入老年健康社会工作有何方法？
3. 社会工作者在老年健康社会工作中可以扮演何种角色？

第八章
妇女儿童健康社会工作

第一节　儿童健康社会工作概述

一、儿童的定义及特点

(一)儿童的定义

联合国《儿童权利公约》将"儿童"定义为"18岁以下的任何人"，医学界将儿童的年龄范围界定在14岁以下。我国目前立法中尚无关于儿童的确切定义。

(二)儿童的特点

1. 社会属性特点

童年是人的一生中最重要的发展阶段之一，儿童是一个家庭的基本，是社会长期稳定发展的基点，是一个国家和民族经久不衰的未来。

2. 成长发展特点

儿童的身体、心理、社会认知和道德认知都处于快速发展阶段；每一阶段的儿童都有不同的发展特点，但处于相同年纪和阶段的儿童发展特点还是有相同和类似之处的；不同儿童的发展特点也在一定程度上受到环境因素、遗传因素和其交互作用的影响；身体中的各种机能的分化和结合有助于儿童的身心发展。

儿童的身体素质、心理健康、社会适应和道德健康都是在持续不断发展的，不同的儿童在某一特定的年龄阶段表现出相对稳定的规律和特点。但是儿童的健康发展总是与现实社会特征相联系，而当代社会中儿童所面临的健康问题层出不穷。

二、儿童所面临的健康问题

随着人们的健康观念不断发展，健康问题也不单单局限于身体健康，人们从单一的没有身体疾病的要求发展到对心理健康、社会适应和道德健康等多方面的要求，也就形成了当代新的健康观念。

(一)生理问题

儿童因为学习负担过重而睡眠不足，这对儿童的身体和心理造成双重影响；近视、缺乏营养以及肥胖问题在儿童中也亟待解决；缺乏运动和体育锻炼会影响到儿童的体质健康；儿童对不良情绪的宣泄方式不当也会影响到儿童的身心健康；等等。

(二)未来发展问题

随着互联网的普及，网瘾少年数量不断增多，网瘾少年的年龄也越来越小，网络内容鱼龙混杂，而未成年儿童心理发育不健全，很容易受到不良影响；家庭和学校是儿童接受基础教育的地方，道德方面的分寸感如果把握不好或者错误的引导都会对儿童今后的身心健康产生深远影响；接受特殊教育的儿童、留守儿童或者家庭贫困儿童，他们自身比较封闭，在社会交往中比较难适应，缺乏团队协作能力等。

(三)保护问题

由于对儿童的保护不到位，遗弃、拐卖、虐待、性侵等问题依然存在……这些问题对儿童的身心健康影响非常大，而且都属于社会性的问题，仅凭借一个人、一个家庭或者一所学校的力量解决此类问题可谓杯水车薪，需要政府和社会各部门的协同努力。

三、儿童健康社会工作的重要性

儿童是一个家庭的基本，关系着一个国家和民族的兴亡，是整个社会的希望，而健康又是一个人的生命之本。新中国成立以来，国家越来越重视儿童的福利政策，立法规范相关福利机构，提高儿童服务水平，近些年来，国家越来越重视儿童健康社会工作。

2016 年发布的《国家卫生计生委关于做好农村留守儿童健康关爱工作的通知》，总结了农村留守儿童在营养、心理健康、安全防护等方面面临的问题，强调了做好农村留守儿童健康关爱工作的重要意义。

2021 年全国两会期间，习近平总书记指出："网络上还有很多污七八糟的东西，未成年人心理发育不成熟，容易受到不良影响。这些问题都属于社会性问题，需要社会各方面、各有关部门共同努力，研究解决。"三十位人大代表提出了全社会重视青少年心理健康状况、重视中小学校教师普及心理健康常识、设置心理咨询室、将心理健康教育确定为中小学必修课程等提案。

第二节　儿童健康社会工作的主要内容

儿童健康社会工作是使用科学知识和专业方法，借助社会关注理论为儿童进行服务，维护儿童的基本权益，促进儿童成长和健康发展，使儿童免于遭受周围环境带来的伤害。

人们对健康的认知已经从一维扩展到四维，分别是身体健康、心理健康、社会适应和道德健康。儿童时期是身体和心理发展的重要阶段，在此阶段，儿童的社会性认知也逐渐趋于客观，也具有了一定的道德认知和道德行为习惯。

一、儿童身体健康

关注儿童的饮食、居住环境、所需营养、视力健康、睡眠时间、学习环境等方面，使之更加完善，解决儿童近视、营养不良、营养过剩、运动时间不足等普遍问题。重视儿童卫生保健工作，预防传染病，促进儿童身体健康发展，提高身体素质。

二、儿童心理健康

家庭、校园等儿童长时间生活的环境应能给予儿童成长所需的关怀、呵护和鼓励。开展儿童家庭相关服务，可以帮助孩子和父母建立良好亲子关系，保障儿童的心理健康发展。推动相关法律的落实，向政府提出儿童福利政策方面的意见，扩大心理健康教育教师队伍，尽早对儿童进行性教育等，呼吁社会重视儿童的心理健康教育。

三、儿童社会适应与道德健康

提高家庭和学校的教育质量，培养儿童养成良好的行为习惯，建立道德标准，使他们能够和其他伙伴友好相处，建立集体意识并且可以团结伙伴共同完成任务，还要帮助儿童养成能够独自处理各种问题的能力，使其承担起这个国家和社会的责任。

四、特殊儿童群体身体健康、心理健康、社会适应与道德健康

（一）留守儿童

社会工作者应该对有需要的留守儿童进行心理疏导，教授其安全知识和道德行为规范，增强儿童适应能力。与留守儿童的父母、监护人、老师、同学和朋友进行沟通，积极解决留守儿童的情感缺失问题和教育问题。

（二）家庭功能不良的家庭的儿童

以生活困难家庭为例，社会工作者需要推进救助政策的落实，保障生活困难家庭儿童的基本生活需要、医疗需求和教育需要，保证儿童的健康成长。对于一些自卑或者极度内向的生活困难家庭儿童进行心理疏导，使其能够正常融入集体，适应社会。

（三）自闭症、多动症儿童

社会工作者应该呼吁家庭和社会重视自闭症和多动症儿童，积极采取治疗手段，并进行心理辅导，使之尽快恢复健康，回归校园和社会。尤其要重视因家庭生活困难而错失治疗机会的儿童，应对其进行援助，保障他们健康成长。

(四)接受特殊教育儿童

社会工作者需要与家长、学校和社会机构多进行沟通，对特殊儿童进行情绪辅导，帮助其维持人际关系，传授其社会性技巧，提高其社会适应能力。采用特殊儿童可以接受的方法传授知识和道德规范，保障其受教育需求。时刻关注社会福利政策和医疗进展，争取让特殊儿童都可以接受治疗，恢复正常。每隔一段时间要对特殊儿童进行心理疏导，防止其自卑心理的产生。

(五)厌学儿童

社会工作者需要与家长、老师进行配合，与厌学儿童进行沟通，让他们向榜样学习，建立和谐同伴关系，让儿童能够主动认识到学习的重要性和乐趣，培养他们自主学习的能力，让他们认识到他们需要承担的社会责任。

(六)网瘾儿童

社会工作者应该与家长和学校教师积极地沟通，首先确保家长要有正确的网络观念，可以对儿童进行正确的引导教育，使网瘾儿童能够不断成熟；为其提供心理咨询服务，帮助网瘾儿童解决人际关系问题和消除网瘾，帮助他们形成正确的人生观、价值观和世界观，树立积极的人生态度。学校应该开展各种课外活动，提高他们的身体素质，转移网瘾儿童注意力，提升他们与同伴之间的人际关系。

(七)进行和遭受校园欺凌的儿童

为确保家庭对儿童的教育和保护功能的正常发挥，社会工作者或老师必须将校园欺凌告知父母，让父母通过合理的方式确保儿童心理健康发展，如安慰被霸凌儿童和改变对施暴儿童的教育方式等。加强学校社会工作者队伍建设，加强学校管理，尽可能避免霸凌事件的发生，避免对发生的霸凌事件了解不到位；开设课外活动增进同伴间的关系，减少霸凌事件发生的可能性。发挥朋辈的积极功能，组成反欺凌的志愿者组织，引导儿童树立正确的人生观和价值观，承担相应的社会责任。

第三节　儿童健康社会工作的主要方法

一、儿童小组工作

(一)定义

社会工作者运用专业知识和方法，使儿童可以在活动中收获社会经验、改正自身的错误行为和恢复正常的社会功能，可以和他人和谐相处，适应环境，最终促进个人以及小组发展。

(二)特点

可以增强儿童的归属感和责任感；可以促进儿童个性的发展；可以满足儿童的社会关系需要。

(三)流程

确定小组对象，明确小组目的，确定安排小组环境，小组活动策划、执行并对过程进行记录分析，对小组活动的结果进行评估和反思。

(四)意义

儿童的社会功能可以得到恢复和增强，儿童的社会适应能力可以得到提高，儿童可以获得心理支持、情感安慰、解决问题的能力和与他人进行和谐社会交往的能力。

(五)案例

亲子关系儿童小组活动：社会工作者应该通过组织亲子活动，协调亲子关系，增进父母与孩子的感情。促进家庭的健康构建。通过"听歌识曲"和"卡点穿衣"等活动增进组员之间的关系。

整个活动结束后，可以看到一些妈妈的变化，她们不再"霸道"，可以考虑孩子的感受，也可以看到孩子一点一点越来越好。随着亲子关系的逐步拉近，亲子沟通也变得逐渐顺畅。

二、儿童辅导

（一）定义

儿童辅导是指专业人员利用专业的知识和方法，利用相关理论帮助儿童了解自己、积极地面对问题并进行解决，处理生活、学业、感情和人际关系等方面的问题，以及发挥潜在的能力。

（二）特点

儿童辅导具有直接性，可以比较直观地观察到儿童的一些反应；具有真实性，儿童可以通过游戏表达出内心真实的想法。社会工作者可以进行适当的干预。

（三）流程

确定并了解研究对象，保证社会工作者的工作能力并定期对其进行培训，妥善安排游戏环境，执行并对过程进行记录分析、效果评估和反思。

（四）意义

游戏治疗相当于一个桥梁，社会工作者和儿童之间可以通过游戏建立起良好的信任关系，更好地了解儿童平时不会表达出来的想法，从而帮助儿童预防或者解决一些心理问题。

（五）案例

小张有非常强的自尊心，如果老师和同学们对小张表现出轻微的不高兴，小张就会奔出教室在操场上不停地走路，不搭理任何人，也不听劝告，不进教室上课，并且边走边破坏校园中的设施。小张还会在上课的时候做出一些不太符合课堂要求的行动，如说脏话、乱举手发言等，以此来吸引其他人的注意。当别人夸奖小张的姐姐的时候，小张就会乱碰乱砸姐姐的东西、打骂姐姐，甚至会有自残的行为。父母带小张到社工处，社会工作者小于使用游戏治疗的方式，告诉小张这里有好多玩具，可以随便玩，小张搭起了高楼、围墙，甚至用很多武器、小兵去攻打围墙，围墙里的小兵一直在反抗。通过这个游戏发现，小张内心很恐惧，他的不安、恐惧被社会工作者看到了。通过后续的访谈发现，小张在家中受到忽视，内心不安感极强。通过一段时间的游戏治疗后，小张会主动向治疗员请教问题，能够向治疗员陈述内心的想法，可以表达出自己积极或者消极的情绪，也能够接受同学们的想法，能和同学们讨论问题。

三、儿童友好社区

(一)定义

儿童友好社区是指社区设置和构建的有利于儿童身心健康发展的设备和环境。

(二)特点

社区可以满足儿童的基本需要；可以提供儿童及其伙伴玩耍的环境；可以为儿童提供保护措施，使其免受伤害；可以提供基本的医疗和教育服务。

(三)流程

社会工作者组织建立儿童友好社区领导小组，安排日常活动环境并明确相关制度，进行财务管理和物资分配，对社会工作者进行培训，确定活动内容，合理安排活动时间，开展活动并记录，对活动结果进行分析和反思。

(四)意义

有利于更好解决现存的一些儿童问题，如留守儿童和流动儿童的人际关系问题，遗弃和拐卖儿童等儿童保护问题，儿童基础教育和医疗问题等。

(五)案例

该社区亲子中心为社区内的儿童及其家庭提供公共场所与高质量的服务，以儿童视角进行空间布置，保证了安全性和舒适性，且空间中配备监控、灭火器、急救箱等安全装置，还设置了绘画区、阅读区、玩耍区等。

有些儿童存在注意力不集中、动手能力差，学习能力差等问题，但是家长不理解孩子的一些行为，甚至又打又骂，会给孩子造成心理创伤。

儿童亲子中心可以有效地解决这一问题，可以帮助孩子和父母建立良好的亲子关系，提升孩子的自理能力及专注力等。

亲子活动中心的目标就是关注每一个孩子的童年。社会工作者会为社区中每一个孩子建立幸福档案，收录他们在成长过程中的点点滴滴。

第四节　妇女健康社会工作概述

一、妇女的定义及妇女社会工作的特点

(一)妇女的定义

在司法解释中定义 14 岁以上的女性为妇女。

(二)妇女社会工作的特点

(1)差别性：妇女和男性相比，生理需要和心理特点是不一样的，所以针对妇女的特殊之处，要给予妇女相应的保护。

(2)非平等性：妇女在婚姻、家庭和职场等方面都会受到或多或少的不平等待遇，要想解决这一问题，需要将其纳入社会工作者的职责范围内。

二、妇女所面临的健康问题

(一)生育健康问题

妇女从古至今的生育健康问题和要承担的生育责任都要比男性多，不安全的、无效的避孕方法对妇女的身体健康有非常不好的影响；妇女更容易感染性病和艾滋病；妇女结婚生育时间过早，不正规的流产或者是正常的生产都会影响到妇女的身心健康。

(二)各种暴力问题

当代社会中女性所面临的配偶或者其他男性的冷暴力、性暴力以及性骚扰等问题非常常见，这对妇女的身体健康和心理健康都会造成一定程度影响，还会影响到家庭和睦、社会的安定和舆论的发展等。

(三)家庭婚姻关系问题

近些年来，我国的离婚率不断攀升，违法婚姻数量只多不少，婚外恋问题严重影响了家庭的和睦，甚至影响了社会的安定。单亲妈妈的社会福利也没有得到完全的保障。此外，由婚姻所带来的婆媳问题等也需要关注。

(四)就业问题

在职场上，女性的失业率要高于男性，在求职过程中女性也经常受到不公平的待遇，如薪资待遇较低、工作环境差等。女性经常被聘用为临时工，企业或者工厂不和她们签订劳动合同，导致她们的合法权益无法得到保障。

(五)留守和流动问题

留守妇女在家照看老人和孩子，生活负担重，精神压力大，对身体和心理健康都有一定影响；流动妇女没有固定的工作，劳动权益得不到保障。留守妇女和流动妇女的文化素质普遍较低，不能为留守儿童和流动儿童提供很好的教育，进而导致亲子关系问题层出不穷。

三、妇女健康社会工作的重要性

妇女健康管理水平不仅能体现我国妇女健康的综合水平，而且能作为衡量当地人民生活水平和法制水平的标杆。妇女健康是妇女平等的一个重要方面，国家从法律法规和福利政策等各个方面为提高妇女综合健康水平提供支持。

2019年8月4日，由国家卫生计生委妇幼司、联合国人口基金驻华代表处共同主办，全国妇幼卫生监测办公室、乔治全球健康研究院(中国)承办的全生命周期妇女健康与发展研讨会在北京召开。会议指出，我国高度重视妇女健康与发展，将其作为国家经济社会发展重大战略和重点任务，国家和地方各级政府不断加大资金投入，完善服务体系。

2019 年，国务院新闻办公室发布的《平等、发展、共享：新中国 70 年妇女事业的发展与进步》白皮书中指出，"中国高度重视发展妇幼保健事业，将保障妇女儿童健康纳入国家战略，不断完善妇幼健康法规政策体系。建立覆盖城乡的三级妇幼健康服务网络，大力实施妇幼卫生项目，为妇女提供全生命周期的健康服务，不断提高妇幼卫生服务的公平性、均等化，妇女健康状况显著改善"。

第五节　妇女健康社会工作的主要内容

一、普通妇女健康管理

（1）社会工作者可以通过开展一些健康教育活动，如张贴海报、电子屏幕宣传、举办讲座等方式向妇女宣传健康知识，使她们可以预防一些疾病，或者及时发现自己的问题并向社会工作者寻求帮助。

（2）社会工作者应该向各年龄段妇女提供健康咨询和心理辅导，比如对于年纪小的女性向她们传播性教育知识以及妇科疾病预防知识，还有日常生活中应该注意的事项，向备孕的女性宣传孕检等备孕过程中的注意事项，向年龄略大的妇女介绍更年期的特点以及应该如何合理地发泄自己的情绪等。

（3）对于一些不太成熟或者还没有推行的政策，社会工作者应该及时地督促政府对政策进行完善或者推行，以保障妇女的合法权益。

（4）社会工作者需要走访各类企业去调查妇女在其工作岗位上是否受到公正的待遇，薪资是否符合要求，工作环境对身体是否有害等，并对不合格的企业进行督促整改，给不懂法的妇女开展普法讲座，让妇女有能力并且有意愿主动拿起法律的武器保障自己的合法权益。

二、特殊妇女健康管理

（一）留守妇女

社会工作者应该关照留守妇女是否需要生活上的帮助，并为生活困难家庭申请生活补贴；了解留守妇女在照顾老人和孩子的同时精神压力是否过大，并为其进行相应的心理辅导；留守妇女平时忙于劳作，无空闲时间，应该在社区或者村庄里举办各种活动，让她们也可以放松心情，丰富自己的人际关系。

(二)流动妇女

社会工作者应该对当地的流动妇女进行登记，了解她们是否受到职场的合理对待，工作环境以及待遇是否符合标准等；关心流动妇女的身体状况，督促其按时进行体检；对于家中有留守儿童的妇女，经常会陷入归家和赚钱的矛盾当中，社会工作者应该为其提供适当帮助和心理咨询。

(三)孕妇

社会工作者必须提前督促女性及其配偶进行孕前检查，以及孕后的健康体检，还应该向其宣传怀孕过程中的注意事项和所需营养，以保证孕妇的健康水平和婴儿能够健康出生，定期为孕妇提供心理咨询以维持其愉悦的心情。

(四)更年期妇女

更年期是每位女性必经阶段，更年期症状也因人而异。社会工作者应该关注这一问题，定期开展更年期知识讲座，向妇女介绍更年期的一些常见症状，避免她们的恐慌；对于症状严重的更年期妇女应该提醒其去医院接受治疗并服用药物；为更年期妇女提供心理咨询，帮助其减缓焦虑，放松心情；多组织一些社区活动，使更年期妇女参与当中，使其在与人交流的过程中减轻焦躁、丰富人际关系。

(五)患有疾病的妇女

乳腺癌和宫颈癌是患病率较高的癌症，且患者病耻感往往较强，应对这类患者进行有针对性的心理社会干预。此外，在面对自身情况，特别是涉及女性私密话题时，大部分女性还是会轻视甚至有意忽视身体状态，最后导致病程延误。巨大的健康诉求与薄弱的自查意识，都亟待更为专业的、能够为女性提供就诊安全感的医疗服务来改善。例如，对于患有性病或者艾滋病的妇女，社会工作者应该做到坚决不透露患者个人信息、及时督促患者就医，争取早日恢复健康，按时为她们提供心理辅导，防止患病妇女因疾病而缺少心理安全感或者自闭。

（六）生活困难家庭妇女

社会工作者应该了解生活困难家庭妇女的实际情况，适当地为其提供生活补贴、免费体检，记录检查结果并进行追踪管理，关注其身体素质情况，为其提供心理辅导。

（七）农村妇女

社会工作者应该关注农村妇女的身体健康，根据相关政策为农村妇女提供两癌筛查（宫颈癌、乳腺癌）和其他体检，帮助农村妇女预防、治疗妇女疾病或者其他疾病；关注农村妇女的受教育情况，满足其受教育的需求；为农村妇女提供心理辅导和心理咨询，保障其心理健康。

第六节　妇女健康社会工作的主要方法

一、妇女个案工作

（一）定义

专业社会工作者运用专业的知识和方法，借助相关理论，为一个妇女或者一个家庭提供帮助和支持，帮助她们解决问题，其中包括物质层面和精神层面的问题，如减轻其家庭的生活压力和个人的心理负担，使其个人和家庭达到良好状态。

（二）特点

个案工作比较具有针对性，大多情况下都是一对一提供帮助；属于助人自助的一项工作，在帮助他人的同时，社会工作者本身也获得了治愈并收获了相关工作经验；个案工作是一个信息沟通的过程，社会工作者从个案处收集信息、分析处理，再把自己的想法传达给个案。

（三）流程

接收个案，收集个案相关资料，明确目的并制订计划，与个案签订协议，为个案提供服务帮助其解决问题，结案，对结果进行评估和追踪。

（四）意义

可以提升家庭的功能、巩固家庭和挽救家庭；可以满足妇女身心健康需要、增强妇女的心理自信感。

（五）案例

肖某，40岁，于2004年结婚，于2005年生育一子，现为家庭主妇。她向社区主动寻求帮助，问题主要有三个：一是她的婆婆要求她生二胎；二是婆媳关系的不和谐导致了夫妻关系不和睦；三是现在处于待业状态，请求帮助其就业。

社会工作者首先与肖某的婆婆进行了沟通，请她理解儿媳的决定，并让老人加入了社区的老年人活动中心，可以消磨时间，还有助于身心健康；社会工作者还和肖某的丈夫取得了联系，希望丈夫可以尽到自己的责任，缓和夫妻关系；最后，社会工作者与肖某讨论了工作问题，积极地与当地的人才市场取得了联系，为肖某了解到用工信息，安排其参加就业培训和招聘会，最终取得了成功。

二、妇女小组工作

（一）定义

专业的社会工作者借助社会工作理论，使用社会工作的技巧和方法，通过小组活动使小组中妇女个人问题得到解决，使妇女个人和小组都能得到成长。

（二）特点

小组成员的问题都是相同或者类似的；小组成员注重小组内的团体协作力；小组成员可以民主地表达自己的看法和见解。

（三）流程

招募和筛选组员，确定目标并制订工作计划，协调和分配资源，安排小组活动时间，安排和选择活动环境和设施。

（四）意义

小组活动有助于恢复小组内部妇女们的社会功能，学习团体经验，提高社会适应能力；有利于小组成员建立良好的人际关系，丰富社会关系网络。

（五）案例

某社区的社会工作者组织单亲母亲参加小组活动，建立支援网络，提供相应的帮助，防止单亲母亲家庭问题频出，帮助其建立良好的亲子关系，分别建立在职母亲和无业母亲两个小组，小组和小组之间互相帮助，发挥同辈的安慰、支持、帮助功能。社会工作者还开展讲座教导单亲家庭的子女如何与母亲相处，如何与其他人和谐相处，通过小组工作的方式，帮助服务对象构建社会支持网络。

三、妇女社区工作

（一）定义

社会工作者使用专业的理论和方法，利用社区资源，服务社区中的妇女，了解社区中妇女的生活或者其他方面的需要，然后解决相关问题，组织集体活动让大家来参加，培养社区的妇女领导，使社区内妇女都能积极参与进来并且能够互相帮助，从而推动整个社区的妇女全面发展。

（二）特点

接受的问题更加宏观；涉及分配权力和资源；可以为社区妇女争取利益。

（三）流程

社会工作者要与组员建立良好的专业关系，对社会工作者培训相关专业技能，收集社区内妇女的资料，制订计划并开展社区行动，对活动结果进行评估和分析。

（四）意义

在维护妇女的合法权益、倡导男女平等、妇女之间互相帮助以及妇女之间培养团队合作精神等方面有重要意义。

（五）案例

某社区成立以后，主要的工作任务包括：组织妇女、引导妇女、服务妇女和维护妇女的合法权益，为妇女进行思想政治教育，提升她们的综合能力。

社会工作者成立了一个年纪轻、素质高的妇女基层干部小组，对社区内妇女的思想和行为进行引导；成立了妇女活动中心，为留守妇女和儿童解决问题，为其开展心理辅导；专门组织一支队伍调解社区内家庭矛盾，解决家庭纠纷；为满足妇女精神文化需要，筹措资金，积极地获取资源来组织各种活动，受到了妇女群众的热烈欢迎。

思考题

1. 简述妇女儿童社会工作的概念。
2. 简述妇女儿童社会工作的方法。
3. 请你为儿童友好社区的建设设计一个方案。

第九章
公共卫生与预防医学社会工作

第一节　公共卫生与预防医学概况

一、公共卫生与预防医学简介

(一)公共卫生定义

美国耶鲁大学公共卫生教授 Winslow 在 1920 年发表的文章《公共卫生的未开发领域》中对公共卫生的概念进行了定义：专业人员通过执行事先计划好的社会活动来达到防控疾病、延长生命、增进健康水平和提高效益等目的的一种公共活动。公共卫生研究内容主要包括预防、监控和治疗重大的疾病，监管食品、药品和公共场所环境卫生，以及相关的卫生宣传推广、健康教育和接种疫苗等工作。

(二)突发性公共卫生事件

突发性公共卫生事件是指突然发生的、对社会公共健康造成严重损害的重大事件，如群体性不明原因疾病、重大传染病以及重大食物中毒等对人的生理、心理和社会等造成重大影响的事件。所以说，突发性公共卫生事件具有社会性质，且一旦发生，应该如何动员社会力量并预防社会问题的产生，这就需要社会采取整体性、系统性的行动。

二、多重危害：突发性公共卫生事件产生的后果

(一)微观层面：解构了人们的惯常生活方式

突发性公共卫生事件的爆发使得人们常规行为方式受阻，无法发挥作用，

惯习的历史连续性出现断裂。突发性传染疾病的蔓延会对人们的认知行为模型造成巨大的冲击，使得人们无法依靠以往的习惯来应对，就会产生心理上的恐惧与焦虑，进而产生两种极端反应：过分听信谣言和完全自我隔绝。焦虑影响下的人易于过分偏听偏信，去实践这些或者科学或者非科学的防治措施，或者在不同渠道看到感染人数增加的新闻而过分焦虑，不去辨别，造成自我恐慌的同时也给其他人带来焦虑。自我封闭的人或许是出于自我经验的不足而选择与外界隔离，以获得内心的平静。

（二）中观层面：社会关系的物理性隔离阻断

针对突发性公共卫生事件的防控措施包括居家隔离，居家隔离期间正常的社会交往活动被限制，"安全的社会交往距离"背后具有不安全感。隔离的生活也会使人们改变以往的工作、生活方式，让本就因疾病传播而焦虑的人们产生心理上的困扰，根据马斯洛的需要层次理论，人有自我实现的需要，而隔离生活阻碍了人们正常的工作学习，场所限制，人们无法获得休闲娱乐生活，成就感降低，需要得不到满足，产生了焦虑情绪。居家隔离改变了居民的日常生活，如闲暇时间增加、生活周期改变、活动范围缩小、活动形式单一、与外界面对面交流沟通减少，导致居家隔离者产生沟通障碍，并伴随烦躁、绝望等负性情绪。隔离使得人们的社会关系网络变得松散，人与人之间的联系减弱。

（三）宏观层面：社会风险出现，影响社会秩序

一场突发公共卫生事件，不仅会对人民群众的生命健康安全造成威胁，对社会来讲也是一场强烈的冲击，会引发诸多社会问题。既往突发公共卫生事件的突然爆发，影响了社会秩序。而现代社会已然是风险社会，突发公共卫生事件带来的社会问题更需防范。

第二节　公共卫生与预防医学社会工作

一、公共卫生与预防医学社会工作研究现状

公共卫生与预防医学社会工作属于比较新的领域，还没有完全脱离医务社

会工作。随着社会的高速发展，医务卫生体制逐渐朝着"生物–心理–社会"服务体系改革，心理和社会方面地位的提高为公共卫生与预防医学社会工作带来了契机。

目前，我国的公共卫生体系和疾控体系发展缓慢，不能满足当前人民健康生活所需。另外，在进行公共卫生体系建设时，投入机制不够健全，且经费和相关人员能力等方面都存在一定的问题，这都给公共卫生与预防医学社会工作的开展带来了限制。

公共卫生服务已纳入法律范围。国家对公共卫生高度重视，在第十三届全国人大常委会第十五次会议上，表决通过了《中华人民共和国基本医疗卫生与健康促进法》，公共卫生问题被提升到法律层面，明确规定各级政府在公共卫生建设中的责任。《"健康中国 2030"规划纲要》中明确将"预防为主"作为工作方针，但目前国内预防观念还不够深入人心。预防为主是控制疾病、保障公共卫生安全的首要一步，政府必须加强对相关知识的普及和宣传。

二、公共卫生与预防医学社会工作内容

(一)疾病的防控

《中国居民营养与慢性病状况报告(2020)》显示，2019 年我国慢性病导致的死亡人数占全国死亡人数的 88.5%，患者数日益上升，国家和人民负担不断加重。在这种情况下，社会工作者应发挥其作用，利用线上线下资源，组织疾病知识讲座、开展疾病宣传活动、关怀患病群体、倡导健康生活方式，推进健康中国战略的实施。

(二)救灾服务

自然灾害和突发事件都具有发生快、危害大等特点，一些灾害在发生后甚至会引发传染病，对公共卫生和人民健康造成巨大的隐患。公共卫生和预防医学社会工作者在灾害发生后，利用其专业能力动员社会力量，不仅在心理上为受灾群众及其家庭提供专业服务，帮助其缓解悲痛、恢复正常生活，也应在卫生上为其普及科学的健康防护知识，防止受灾群众产生身体健康问题。例如，2008 年汶川地震发生后，由于灾区环境恶劣，受灾群众抵抗力下降，部分灾区曾出现手足口病。社会工作者及时奔赴灾区，为受灾群众和救援人员普及疾病

传播和预防知识，防止手足口病进一步蔓延。

（三）卫生保健宣传

社会工作者应运用各种合理方式，向各类机构、社区和群众宣传疾病防控、健康和卫生保健等知识，如定期在社区举办流行病知识讲座、在学校开展艾滋病防护讲座等，增加群众对于卫生知识的了解，提高社会整体健康水平。

（四）精神健康和药物滥用防护

调查显示，全球有近 10 亿人患有精神健康相关疾病，每年有大约 300 万人因滥用酒精而死亡，大多数人都未曾接受过专业心理治疗和社会帮助。对于有精神健康和药物滥用问题的患者，社会工作者应组织健康教育，从身心两方面来协助其走出困境，如公众教育、社会康复、小组治疗和日常生活训练等。

（五）对公共卫生服务体系进行完善

新中国成立以来，我国建立了以政府为主导、以社区为主体的公共卫生服务体系。我国公共卫生服务体系的优势有目共睹，但仍然有可改善的地方。社会工作者应与有关部门协调合作，一起完善公共卫生服务体系，以适应新时期各种突发的事件，保证我国人民的生命健康安全。

（六）弱势群体服务

弱势群体主要包括残疾人、老年人、儿童、妇女等。我国弱势群体数量庞大，且随着老龄化的加快，弱势群体问题将会更加突出。社会工作者应深入社区，定点和定期举办弱势群体互助活动，加强对弱势群体的慰问和关怀，不仅在物质上给予弱势群体一定的帮助，更要加强其精神建设，让弱势群体建立自信，从容应对生活中的方方面面。

第三节　公共卫生与预防医学社会工作方法

一、社区工作

社区工作是针对社区中的个人以及家庭的健康情况展开调研的一种研究方法，由社区成员收集、记录、核实、分析和整理信息，进而发现社区问题和改善社区整体情况。社区工作可以采用查阅文献、实地考察、与群众访谈、参与性观察等方式收集信息。例如，想要降低某社区成员患传染病的概率，首先，可以上网查阅本社区的环境、气候等信息；其次，实地走访调研本社区的人口情况、卫生状况、生活情况、群众患病情况等来收集相关的信息并记录核实；最后，对这些信息进行综合分析，知晓社区群众的健康情况，并有针对性地提出有效的改进措施。

二、个案辅导

个案辅导是指专业人员对有问题的个人展开分析和干预，解决个体的生理和心理问题的一种方法。社会工作者运用个人魅力和专业技巧，与患者建立信任，使患者打开心扉、解决心理困扰，从而恢复身心健康。例如，2008 年汶川地震发生后，受灾群众见证了亲人的离去以及灾区的惨状，大部分都出现了严重的心理问题。负责灾后心理干预的心理工作者和社会工作者根据每个个体不同的情况，一对一展开辅导，带领受灾群众走出困境，恢复正常的工作生活。

三、小组互助

小组互助是以小组或集体的形式聚集一批有共同需求或相似问题的人，通过在小组活动中成员的互相帮助，使参加小组的个人获得成长或恢复身心健康和正常的社会功能的方法。小组互助在生活中随处可见，如高等学校中不同种类的社团、戒毒机构中的戒毒小组、医院的精神疾病康复小组，等等。

四、地理信息系统

地理信息系统是通过收集大量数据，再利用软件对数据进行分析，来发现疾病在时空上的分布特征，从而制定相应的措施来降低疾病的发病率。例如，欲对某地区流行病发病情况进行研究，就可以采用地理信息系统这一方法。首先对该地区总的患病数据进行描述性统计分析，然后利用 ArcGIS 软件对该地区全部社区的流行病发病率进行空间自相关分析，根据所得结果可制定对应的防控措施。

五、生活训练

生活训练是为了恢复患者的社会适应能力、生活自理能力和健康心理状态，围绕患者展开的一系列专业的训练。训练内容包括个人生活训练、心理护理训练、自我护理训练等。例如，针对康复期的精神疾病患者采用生活训练，在生活上，帮助他们以正常的方式生活以及养成良好的公共卫生意识；在心理上，了解患者的所思所想，帮助患者调整心态去积极面对生活。另外，向患者普及药物的使用方法以及在身心不舒服时如何处理，以应对紧急情况。

第四节 社会工作在应对突发性公共卫生事件中的价值和作用

突发性公共卫生事件的发生带来的影响是多重的，仅仅依靠政府部门提供的服务无法充分调和现实与需求之间的张力，同样，依靠单纯的医学模式，不能有效解决突发性公共卫生事件所导致的社会问题，以部门合作为基础的社会工作介入策略可以弥补单纯医学模式的不足，专业社会工作的固有优势，使得其在介入突发性公共危机事件的多部门合作中具有举足轻重的作用。

一、社区是突发性公共卫生事件预防的重要战场

社区是突发性公共卫生事件的主要防线和壁垒。由于突发传染性疾病具有

隐蔽性、潜伏期长等特点，加之受社区传播方式的影响，在没有研发出抗击疾病的有效药物之前，社区很可能成为疾病大规模传播的场域，所以社区层面的隔离、发现就成为阻断疾病传播的重要途径，在减少疾病带来的次生灾害中扮演着重要角色。具体体现为：

(一)社区社会工作者与居民文化同质性高，拥有相同的文化环境

突发性公共卫生事件、疾病对大多数人来说都是陌生的，社区社会工作者可以用居民熟悉的用语将生物医学上的专业术语澄清，用简单易懂的语言将信息传递出去，促进双方的沟通。此外，在具体措施的落实上，由于双方熟悉，因此政策实施会更加有效。社区社会工作者守好这道防线，是维护社会秩序的重要力量之一。

(二)社区对社区环境和居民情况更加熟悉

首先，自党的十八大以来，社区进入社会治理体系，网格化管理下几乎每个网格员都对区域内居民进行过入户调查，掌握比较详细的居民信息，从而降低了疾病防控中人口排查和管控的难度；且对居民的熟悉可以使社区迅速甄别出有特殊需求的弱势群体，并对其需要快速做出反应。其次，对社区环境的熟悉有利于工作者在全面隔离时期封锁所有可以进出的通道，确保隔离政策实施的有效性。

(三)社区与政府的合作有利于疾病防控政策的落实

社区是打通国家和人们之间"最后一公里路"的手段，一方面，社区将政府各部门的政策落实到居民；另一方面，社区在实际工作过程中针对发现的问题向上提建议，贡献"社区智慧"。双方的合作与支持是应对疾病的主要手段。社会工作整合各方资源，形成各部门合力，发挥 1+1>2 的作用。

二、社会工作具有专业优势

王思斌教授指出，"在处理某些问题时，社会工作观察问题的视角、处理问题的方法和技巧比其他职业的做法更有效"；文军教授从"两个角度""三条路径"来理解社会工作的专业优势；何雪松教授认为，社会工作专业优势是从

全人角度出发看问题，立足于基层的，是和科学研究紧密结合的。就专业社会工作本身来看，其专业优势体现在：

1. 将建立良好的人际关系视为伦理守则的重要部分

社会工作者的教育注重价值观的培养，注重提升社会工作者与他人建立良好人际关系的能力，能够以"同理心"为基础开展工作，理解、尊重、接纳每位居民。突发性公共卫生事件发生期间，由于居民恐惧、焦虑，可能会出现不配合工作的情况，如果方法过于简单粗暴就会引起纠纷，甚至冲突。社区社会工作者的专业伦理素养可以让他们在工作中从同理心的角度出发，与居民建立良好的专业关系，避免纠纷。

2. 科学专业的助人方法是社会工作的主要内容

专业方法是社会工作专业不同于志愿服务、普通群众服务等的显著特点，社会工作要解决的是"人"的问题，是复杂且有层次的。社会工作者通过需求评估，找出居民最迫切的需求并制订计划，精准地提供服务，通过提供接地气的社会工作服务改变人，也改变环境。

3. 以"助人自助"作为专业特长

社会工作者不仅要解决居民问题，而且要为居民"增能"。在政府的指导下，居民和社会工作者一起，共同抗击疾病。社区组织居民志愿者参加本小区的疾病防控工作，在这个过程中激发居民的潜能，也促进居民自我价值的实现。

三、社会工作者在突发性公共卫生事件中的角色

社会工作者在突发性公共卫生事件中的角色具有多样性。

(一)疾病知识的教育者

大多数人对突发的公共卫生事件、疾病并不了解，才导致对谣言的辨别能力差。社会工作者可以发挥教育者的角色功能，利用微信公众号推送、在居民群中转载科学的知识、开通咨询热线等手段，提升居民对疾病的了解，内容包括疾病是什么、如何传播等，帮助公众过滤和识别与疾病相关的信息，减轻公众对该疾病的恐惧与担忧。

（二）防护手段的宣传者

居民对疾病防护手段可能不了解或者轻视，这时候就需要社会工作者的宣传倡导，让人们养成勤洗手、多通风、戴口罩的习惯，减少感染的可能，并对不遵守者进行教育。

（三）心理支持的辅导者

前文中论述居民在疾病传播期间因为居家隔离、疾病危险的影响，会产生抑郁、焦躁等负面情绪，社会工作者可以对居民进行个案辅导，缓解居民负面情绪。此外，还应特别重视社会工作者情绪的疏导，避免其受过多负面情绪的影响，可以组建支持小组，"帮助帮助者"。

（四）资源链接者

突发性公共卫生事件的爆发对社会秩序是一种毁坏，社会工作作为社会福利制度的具体实施主体，有链接多方资源为有需要的患者、居民、医务工作者提供服务的功能。一方面，社会工作者可以组织志愿者一起为居民链接资源，提供生活物资和医疗资源；另一方面，社会工作者应关怀边缘群体，保证他们的安全并倡导健康的生活方式。

社会工作者在介入公共卫生事件时，要对居民需求有一个准确把握。依据马斯洛需要层次理论，生理和安全需要是最基本的，所以首先要考虑的是服务对象的基本生活需要和健康安全风险；其次，再进一步关注服务对象的心理需求，以及亲密关系、社会关系的维持。满足多方需求需要多方力量，不能仅靠社会工作者单方面进行干预。这就要求社会工作者增强自己链接资源的能力，运用好来自政府部门的信息、政策、物资等，来自企业、事业、社会组织的人力、物力，来自社会大众的捐助；等等。社区社会工作者要与政府部门建立经常性的联系，形成联动工作机制。

总之，社会工作者在公共卫生事件中具有不可忽视的作用，要发挥社会工作的专业优势，与社会文化环境和体制机制联动，同时注意自身服务场景的复杂性。

思考题

1. 简述公共卫生及突发性公共卫生事件的概念。
2. 突发性公共卫生事件对人们的生活产生何种影响？
3. 社会工作者在突发性公共卫生事件中可以扮演何种角色？
4. 在处理公共卫生事件中社会工作者可以使用何种方法？

第十章
专科疾病社会工作

第一节　癌症社会工作

一、癌症社会工作概述

(一)癌症社会工作的定义及特点

癌症是慢性疾病中的一种，具有长期性和渐进性的特点。由于当今社会现代化、工业化程度加深，人们的生活方式发生了变化，患癌率攀升，加重了人们对癌症的紧张和恐惧。癌症社会工作逐渐在医务社会工作中占有重要地位。癌症社会工作的目的和宗旨是在医疗机构和癌症患者之间构建一座桥梁，癌症社会工作者运用相关专业知识和专业方法，通过整合各种条件和资源，使患者及患者的家属和医护人员的心理需求与社会需求得到满足，帮助癌症患者减少或者释放负面情绪，顺利渡过难关；给予患者家属足够的支持和鼓励；缓解医疗工作人员承受的心理压力。同时，向健康人群宣传和普及癌症防治知识。

(二)癌症患者所面临的健康问题

1. 身体健康

(1)身体疼痛

癌细胞扩散导致器官的病变侵蚀和压迫是造成患者疼痛的主要原因。既往学者对 607 例晚期癌症患者的主要症状统计中，疼痛症状位居第一。此外，手术治疗和术后治疗与恢复也会造成身体疼痛。

(2)失眠

癌症患者由于身体的不适和疼痛以及治疗药物的副作用会持续地处于失眠的状态，包括入睡困难、易醒、醒后无法入睡等，进而出现精神状态下降、注意力分散不集中等情况。

(3)体重下降

病变细胞的扩散会使患者的身体长期处于疼痛状态，致使患者食欲下降、新陈代谢变慢，严重者会伴有恶心、呕吐、腹泻，以及逐渐消瘦乏力、体重下降等现象。

(4)行动能力下降

由于癌症本身及治疗的因素，患者的身体负担加重，需要卧床休息，慢慢会丧失行动能力，甚至生活无法自理，只能在家人的搀扶下活动，使患者的日常生活产生极大的不便。

(5)精神萎靡、脱发

由于患者进行化疗、放疗等治疗，会引起毛囊损伤，因此一些患者存在脱发的现象。在治疗的过程中，身体的疼痛和形象的改变会对患者的自尊和内心产生负面的影响，因此部分患者在一段时间内处于精神萎靡状态。

2. 心理、社会健康

(1)恐惧

在确诊后患者会陷入巨大的恐惧和紧张中，大多数患者反应激烈，从最初的不可置信、反复和医护人员确认到逐渐接受自己患上癌症的事实，患者将持续并长期生活在巨大的恐惧和压力之下。

(2)怀疑

在恐惧的情绪消退后，患者和家属将会抱有侥幸心理反复和医护人员确认是否误诊，此时患者的情绪会非常焦虑和急躁，无法控制自己的情绪，会将其发泄在家属以及医护人员身上，并且很难被安抚至平静下来。

(3)焦虑情绪

在逐渐接受自己真的患上癌症后，很多患者会开始承受巨大的心理压力，由于身体疼痛造成的病理性焦虑以及对未知的病情所产生的不安、迷茫、恐惧等一系列的负面情感反应，通常会产生过度焦虑、食欲下降、注意力不集中、心跳加快、心悸和窒息感等症状。

(4)抑郁情绪

长时间的身体痛苦和心理压力会使患者的情绪持续低落、思维缓慢、动作和语言相对减少，对外在的事物出现兴趣缺乏和乐趣缺失。而繁复冗杂的治疗过程和治疗带来的痛苦会让患者产生消极治疗、放弃甚至轻生的想法。

（三）癌症社会工作的重要性

癌症社会工作者在面对不同的服务对象时有不同的职责。当面对患者时，癌症社会工作者担任起照顾、鼓励和支持患者的角色，带着爱和关怀去理解、支持患者，引导患者配合医护人员的治疗工作并听从医嘱进行积极治疗；在面对患者家属时，癌症社会工作者担任起教育和指导的角色，陪伴患者家属，倾听和理解他们对家人的担忧和经济压力，鼓励他们用积极的心态面对亲人的痛苦，和家人一起共渡难关；在面对医疗机构人员时，癌症社会工作者承担着协调、沟通和整合资源的角色，帮助医护人员缓解压力，让患者和医护人员意识到，大家共同的目标是让患者更好地应对癌症、获得更好的生活质量，因此癌症社会工作者、患者和医护人员应该齐心协力共同解决问题，齐心协力共渡难关。同时在健康的人群中，癌症社会工作者积极宣传癌症防治知识，减少大众因对癌症了解甚少而产生的过度紧张和焦虑。

（1）以患者为中心。理解和倾听患者的痛苦，满足患者身体和心理上的需求，鼓励患者用乐观向上的心态和精神积极对待癌症。

（2）协调和整合各种条件和资源，形成患者-医疗机构-癌症社会工作者一体化服务，帮助患者及其家属解决心理、社会需求等问题，给予三方人文关怀和支持，从而促进医患关系以及患者家属之间关系的和谐。

（3）为社会普通的健康人群科普生命健康知识，宣传癌症防治措施和正确积极的应对心理，响应健康中国战略，使人们将每个人都是自己身体健康的第一负责人的理念镌刻在心，并付诸实际行动。提高全体人民应对突发疾病的防治能力，学会用积极向上的正能量对待疾病，配合医护人员，顺利渡过难关。

二、癌症社会工作的主要内容

（一）心理、社会诊断与预估

癌症社会工作者应根据医疗机构的诊断书和患者的自述，结合患者的家庭背景、人际关系以及病史等预估患者可能出现的问题。在倾听患者要求时要注意客观地记录，不要掺杂个人的情感，注意患者的肢体语言、动作细节，即患者真正想表达的问题和困惑。

(二)咨询与制订治疗计划

癌症社会工作者应与患者进行情感链接，建立专业关系。在患者及其家属知情和同意的情况下，联系医疗人员，与患者共同商讨治疗方案，积极配合医疗机构来协助患者的健康恢复。

(三)整合各种条件和资源

癌症社会工作者要为患者提供更多更好的解决问题的途径和方法，协调沟通各种社会资源，在物质方面尽可能地给予患者便利，严格按照患者的治疗计划逐步解决其现有的困难。

(四)宣传和科普工作

癌症社会工作者应积极响应国家健康政策，和各部门联系在社区开展癌症防治科普工作，宣传和科普癌症的形成机制，用通俗易懂的语言帮助社会各年龄段的人群全面了解癌症的相关知识，加强其对癌症的理解和认识，使其养成规律健康的生活习惯、科学预防癌症等相关疾病。

(五)评估与结案

癌症社会工作通常采用效果评估方式。采用 5 分法：问题完全解决；问题基本解决；问题部分解决；问题未能解决；已转介给其他机构跟进。

三、癌症社会工作的主要方法

癌症社会工作的专业技能大多来自医务社会工作领域，将社会工作方法结合癌症防治的特点，运用在医疗体系中的癌症患者及其家属的治疗与服务过程中。

(一)个案社会工作

顾名思义，个案社会工作就是癌症社会工作者和患者之间进行一对一、面对面的交流服务过程。

癌症社会工作是医务社会工作领域中的重要分支，其中个案法是癌症社会工作者最常用的方法之一，包括个案心理咨询和个案行为干预。其目的和宗旨是根据专业的癌症社会工作的相关知识，更有针对性地满足癌症患者及其家属的心理和社会需求，为患者安排一整套的治疗和康复服务支持，链接身边的全部条件和相关资源，帮助患者解决眼前的困难，改善患者的身体、心理健康和周边的生活环境。

(二)小组社会工作

由于癌症健康社会工作的服务周期长、服务的对象特殊，大多数患者都处于身体和心理的双重痛苦中，所以在癌症社会工作中都是以互相鼓励、互相帮助的支持小组为主，在癌症社会工作者的主持和引导下，患者们分享自己和病痛相互抗衡的感人故事，共同促进小组成员的求生欲望，提升患者们治疗的积极性，让其心理上不再孤单。

(三)社区社会工作

在社区中以家庭为单位开展癌症健康宣传科普工作，通过访问和社区普查掌握居民对癌症的了解情况，以此为根据开展癌症健康教育工作，倡导居民养成健康的生活方式和行为习惯，提高居民应对公共卫生事件和突发疾病的能力与认识。

第二节　艾滋病社会工作

一、艾滋病概述

(一)艾滋病定义及特点成因

1. 艾滋病的定义

艾滋病，即获得性免疫缺陷综合征(Acquired Immune Deficiency Syndrome, AIDS)，是一种因人体感染人类免疫缺陷病毒从而导致的传染病。这种传染病病毒将使人体的免疫系统遭到终生破坏，使人丧失抵抗能力后极易发生多种交叉感染，甚至导致一些患者死亡。艾滋病患者往往具有持续性发烧、消瘦、乏力等症状。当前，艾滋病是一种具有极大社会健康危害性的传染病，并且尚无法治愈。但是艾滋病却可以通过良好的预防手段来减少被传播的可能，患者可以通过治疗而延长生命，提升生命质量。

2. 艾滋病特点

(1)空间聚集关联性

近年来，我国艾滋病发病率总体呈现上升趋势且呈西南多东北少等空间分布特点。据我国相关研究发现，我国西南地区如云南、广西等地为我国艾滋病高发地区，并由南向北由西向东进行扩散。有关专家表明，我国西南地区与其他国家接壤，易接触国外人群，而东南亚地区是毒品交易聚集地，吸毒人群广泛。艾滋病可通过血液路径进行传播，吸毒人群共用针头是艾滋病传播的主要路径之一，造成群体性、空间性的社会健康卫生问题。

(2)传播速度快、范围广

随着我国经济社会的发展，人口流动规模逐渐扩大，思想观念日益多元化，成人之间发生性行为频率及方式大大增加，且在很多情况下存在非安全性性行为。性传播途径是艾滋病病毒传播的主要途径，据社会学家研究发现，同时具有同性性行为和异性性行为的人群患有艾滋病的概率高于一般人群。综上，艾滋病存在传播速度快、范围广的特点。

(3)传播途径多样

艾滋病作为世界级的公共卫生社会问题，其传播途径较为多样，主要有血液传播、母婴传播和性传播三种途径。血液传播主要指通过血液即血制品进行传播，如使用未消毒针具或多人共用针头，等等；性传播主要是指在与同性或异性的性接触中缺乏性保护行为而传播；母婴传播主要是指母亲对婴儿哺乳时的传播或分娩时胎盘的血液传播。

(二)艾滋病患者所面临的健康问题

1. 身体健康

一般情况下，艾滋病患者将承受巨大的生理性痛苦，由于抵抗力极大降低，因此普通人轻松可以战胜的病毒对于艾滋病患者来讲都将是一场难打的战役。随着时间的流逝、病毒的侵蚀，患者可能出现多重交叉感染，而目前对此并没有一种可以完全治愈的特效药，患者接受治疗的过程也极为痛苦，会因身体逐渐虚弱而生活无法自理，最终导致死亡。

2. 心理健康

艾滋病对于患者的折磨绝不仅仅是身体上的，更是心理上的。我国许多患者由于缺乏对于此类疾病的清楚认知，而产生对于未知的恐惧感以及濒死感。一些患者会出现认知偏差，将艾滋病等同于绝症，认为一旦患病会立刻死亡。在这种认知状况下，患者无法体验到正常生活所带来的快乐感，更多活在病魔的折磨与痛苦之中。实则艾滋病并不是一个立刻致死的疾病，若加以良性治疗是可以得到很好的控制甚至延续生命的。社会上的世俗偏见，将患有艾滋病的患者当作"异类"传染源，人人躲避，使得患者产生低人一等的脆弱无力感，负面情绪与日俱增后，这对患者的生理健康同样产生不利影响，不仅会阻碍患者治疗，甚至会使患者产生自杀意念及自杀性行为。

3. 社会适应问题

艾滋病的传染性极强，许多患者甚至不清楚自己何时何地就会感染。艾滋病患者作为长时间生活在压抑焦虑的情绪之中以及被社会所排挤得不到同等社会尊重的这一类人群，有可能会产生一些反社会行为，报复心理极其常见。比如隐瞒自己病情而与其他同性或异性发生性行为，使他人感染从而获得快感，由此拥有同类伙伴而缓解自身孤单感。这种反社会行为具有极大社会性危害，不仅是对整个社会的健康卫生体系发起极大挑战，更有极端者会产生自杀或是他杀行为，威胁到整个健康社会的持续发展。

时至今日，艾滋病在我国仍然被"污名化"，很多人认为艾滋病患者就是"身上带有污点、不干净的人"，与这种人接触不仅身体上会受到污染，乃至灵魂上都会受到侵犯，所以这类人群被社会边缘化，丧失人际交往及社会支持。如今是大众传媒盛行的时代，对艾滋病患者的歧视不仅体现在日常生活中，在网络传媒中更是表现得淋漓尽致，社会中的偏见及刻板印象，使得更多不具有现实互动关系的人群在网络上随意发表不实言论，让艾滋病患者承受更多的社会谴责与压力，严重危害艾滋病患者的健康。

二、艾滋病社会工作概述

(一)艾滋病社会工作的定义

随着目前社会经济的发展、制度的日渐完善，我国对艾滋病患者的人文关怀程度逐渐提高，以期加强对于患者的社会支持，从而缓解其不良情绪，最终达到使其延长生命、提高生命质量的目的。社会工作者在这其中担任重要角色，将通过挖掘患者及其家属与病症有关的故事，重构患者的人生意义，促进其社会功能的恢复，加强其社会适应、社会融合，使其保持心理健康、最大可能延长生命。

(二)艾滋病社会工作的特点

1. 对象具有特殊性

艾滋病具有传染性及隐秘潜在性，患有艾滋病的对象有时并不知道自己患有此种疾病，极容易将病毒再次传染给他人，艾滋病一旦爆发即是大规模的且具有地区性，可能引起全社会性的健康卫生问题。艾滋病患者的生理、心理及家庭关系都会遭到一定的破坏，并且此类疾病在中国的传统社会观念中会与"不干净"等词汇关联，因此艾滋病患者往往会遭到社会歧视，从而出现自身认知偏差，会隐瞒病情不愿就医，耽误治疗的黄金期，增加传染给他人的概率。他们一旦患上艾滋病，自身免疫系统就会迅速遭到破坏，抵抗力大大降低，有可能出现生活无法自理的状况。艾滋病患者作为社会上一类特殊人群，应得到社会各界的支持，社会工作者可以从预防、照顾、护理等多个方面提升艾滋病患者的生命质量，助其延长生命。

2. 治疗具有复杂性

目前来看，世界上并没有一种特效药可以治愈艾滋病，因此很多人认为艾滋病等同于绝症，一旦患上无药可医，只有死亡。艾滋病患者会具有绝望的心境，易积累焦虑、抑郁等不良情绪，在生理困境的基础上，心理也愈发朝不健康的方向发展。在治疗此类患者的过程中，社会工作者不应当仅仅关注患者的生理需求，更应该将注意力放在患者的心理需求上，缓解患者的焦虑情绪及敏感脆弱的心态，调动其生命活力，增强其社会适应与社会参与融合。总之，对于艾滋病患者的治疗是具有复杂性的，是生理治疗与心理治疗的统一，是医疗护理与心理疏导的统一，只有将这两方面兼顾，才能治疗得当，最终达到延长患者生命长度、拓展患者生命宽度的目的。

(三)艾滋病社会工作者应遵循的伦理守则

1. 以患者为主体

以患者为主体不仅是社会工作者应当遵循的伦理守则，更是社会工作者的职业守则规范。以患者为主体，尊重患者的行为及其想法，对患者的行为想法不加以批判，不因为患者的出身、健康状况、年龄、信仰等条件而区别对待。以患者为中心，挖掘需求点，满足患者的自我发展，对患者表达尊重、关心和爱护，促进其身心健康发展。

2. 为患者定制专业的服务计划

每一位患者都具有自身独特性，所面临的困境及需求点各不相同。社会工作者应与患者建立相互信任的平等关系，掌握相应的沟通技术，努力满足患者各种正当需求，深入患者的日常生活，发现其困境、问题所在，采取专属有效措施帮助患者摆脱生理、心理及生活困境，帮助患者逐步恢复健康。另外，社会工作者应根据患者自身需求积极与当地政府或机构及社区建立联系，寻求帮助以提高服务效率，为患者制订专属的服务计划以达到提高患者健康水平的最终目的。

（四）艾滋病社会工作的重要性

1. 可以促进艾滋病救助政策的落实

目前，我国对艾滋病患者实行"四免一关怀"政策。第一，对农村居民和城镇未参加基本医疗保险等的经济困难人员中的艾滋病患者，免费提供抗病毒药物；第二，在全国范围内为自愿接受艾滋病咨询检测的人员免费提供咨询和初筛检测；第三，对已感染艾滋病病毒的孕妇免费提供母婴阻断药物和婴儿检测试剂；第四，对艾滋病患者的遗孤免收上学费用。除此之外，"一关怀"是指将生活困难的艾滋病患者纳入政府救助范围，按照国家有关规定给予必要的生活救济。积极扶持有生产能力的艾滋病患者，避免对艾滋病感染者和患者的歧视。社会工作者作为此政策的大力实施者，将努力为艾滋病患者寻求社会资源，推动国家、相关机构、社区对患者的救助，以第三方链接者的身份，促进我国有关艾滋病患者救助政策的落实，以帮助艾滋病患者享受国家资源救助补贴，恢复生命健康，提高生命活力。

2. 有利于营造良好健康社会环境

我国艾滋病感染率近些年来居高不下，而感染艾滋病不仅会给个人家庭带来痛苦和巨大的经济生活压力，还造成了我国医疗资源的极大浪费，据研究，艾滋病的传播可以通过一些手段得到有效的预防，以免造成此种不健康的社会问题的出现。从事艾滋病防治方面的社会工作者可以通过多种手段进行艾滋病知识普及，使更多人了解到艾滋病的危害性，如通过社区宣讲、微信公众号等网络媒体进行大力宣传。社会工作者对艾滋病患者进行社会救助及心理疏导，引导患者积极配合治疗，缓解心理恐惧及压力感，消除反社会行为，加强亲社会行为的形成，促进良好和谐健康社会的发展。

3. 促进健康中国的发展

据中国疾病预防控制中心评估结果表明，2018年底，我国存活的艾滋病患者人数为125万，自1985年我国发现第一例艾滋病感染者以来，我国的艾滋病感染率就一直呈现增长趋势，艾滋病病毒区域性的大规模传播和爆发，极大影响我国社会环境的健康发展及健康中国的建设。艾滋病社会工作者可从预防、管控、护理等多个方面对艾滋病患者进行干预，加强社会健康知识宣传，扩大人们对于艾滋病的了解面，正确传达艾滋病的传播途径以及如何避免感染等，学习专业知识技能提高自我工作效率，从而有效降低艾滋病感染率，减少感染人群，形成健康社会环境，促进我国健康中国发展目标的达成。

三、艾滋病社会工作的主要内容

(一) 对患者进行心理辅导

艾滋病患者在得知自己感染后会遭受到极大的心理冲击，心理韧性及承受能力对患者的身体健康起到了重要的中介作用。良好的心态、积极的情绪将提升患者的治疗效果；而不好的心态、消极的情绪将大大降低患者的治疗效果。艾滋病患者的心理健康应得到全社会人士的共同重视，社会工作者为促进艾滋病患者恢复健康，应对患者经常进行心理疏导，提供日常关心和情感支持陪伴，帮助其寻找发泄不良情绪的途径，改变对于当前生活及未来生活的认知，增强心理韧性及面对生活重大苦难的承受能力。社会工作者可与专业心理咨询师进行沟通合作，共同采取专业的技术手段，提高患者的心理健康水平。

(二) 家庭模式调节

家庭作为患者最亲密的生活单元，对患者恢复健康来讲具有重大意义。良好的家庭关系模式有利于促进患者病情的恢复，而不良的家庭关系模式会阻碍患者病情的恢复。社会工作者可联系社区志愿者对艾滋病患者进行小组个案干预，致力于改善患者的家庭关系，对患者家庭成员进行访谈，了解患者的日常生活习惯及家庭生活模式，对此模式是否有利于患者病情恢复进行评估，将评估的结果告知家庭成员。通过访谈，挖掘患者及家属的需求点，尽力满足其正当需求，促进家庭关系健康持续发展，促进患者健康。

(三)帮助患者进行社会适应

艾滋病患者因社会中存在的刻板印象而被社会边缘化，被他人所孤立，由此可能丧失能够进行人际交往的同伴群体，丧失社会参与技能，造成社会适应困难。艾滋病社会工作者可建立艾滋病互帮互助小组，定期举行小组活动，在活动中患者可以相互交流，并且可达到患者共情的目的，小组内人员相互交流病情，增强陪伴感，释放分享欲望。对于极难融入集体的艾滋病患者，社会工作者应当与社区志愿者一起与艾滋病患者建立平等信任关系，鼓励患者走出人际交往的第一步，通过协调他人来帮助患者更好融入集体，消除患者对他人的恐惧感。

少数艾滋病患者常伴有极端性的不良社会行为，无法与他人共处，无法完成社会参与和社会适应。社会工作者可对此类人群先进行心理疏导与行为矫正，减少其反社会行为的出现，逐渐帮助患者形成健康人格状态后再帮助其进行社会适应。

(四)增加对患者的社会支持

艾滋病作为社会中的一类特殊疾病，在发现初期被视为"瘟疫"让人畏惧，而随着科学和医学的不断进步，社会大众对于艾滋病的认识虽有了一定的了解，却依然存在认知片面化、刻板化，并且普遍存在社会歧视现象，对此，艾滋病患者受到社会环境因素及自身认知偏差的影响，将会产生不同程度的心理障碍，威胁自身健康水平。艾滋病患者的认知偏差主要体现在对疾病的认知、对自身身体状况的认知等方面，这样的认知偏差使患者产生一定的自我羞耻感，拒绝与外界沟通，易丧失社会支持。社会工作者应当努力为艾滋病患者链接社区资源和医疗资源，鼓励他们进行社会参与，承担责任履行义务，营造正面社会形象，促进艾滋病患者与社会其他人士进行融合，对其加强社会支持与情感照顾，帮助其恢复健康。

(五)进行知识宣讲

据了解，许多艾滋病患者在感染此病毒之前并不了解艾滋病的传播渠道及危害，对如何有效防护更是一无所知。这类人群往往认为艾滋病只是传说中的疾病，离自己的现实生活十分遥远而不多加注意，除此之外，由于我国关于艾滋病的知识没有精准普及到各家各户，宣传效度较低，因此患有艾滋病的人群也并不完全了解如何与此种疾病共存。社会工作者要承担起这一重大职业责任，在社区中对此种传染性病毒展开相应的知识讲座等活动，向艾滋病患者提供专业治疗的渠道，避免患者因缺乏信息辨别性而通过网络媒体接触到不良信息影响治疗效果。

四、艾滋病社会工作的主要方法

（一）艾滋病个案社会工作

社会工作者在对于艾滋病患者进行个案干预前，应与患者建立强有力的平等信任关系，这样有利于后续个案干预的推进。社会工作者可以采用访谈的方式与患者进行沟通，挖掘患者话语背后的深层含义。在个案开始的初始阶段，社会工作者应尽一切努力仔细搜寻患者的基本资料，而在访谈中应当将注意力放在患者正在经历的重大危机事件上，挖掘患者对于患有艾滋病有何感受及其需求，进而找到最迫切需要解决的问题。在中间阶段，社会工作者应将目前生活状况与患者的过去生活事件及其未来期待联系起来，帮助其分析目前困境的利弊，尊重患者即服务对象的个人意愿，帮助服务对象摆脱危机解决问题。在最后阶段，社会工作者可与艾滋病服务对象对目前所发生的痛苦事件进行意义重构，以达到改变认知方向，重塑生命意义，帮助其解决心理矛盾，促进其健康发展的最终目的。

很多患者表现出自我效能不足和较强的病耻感，在个案工作中，社会工作者应在与患者建立信任关系后，了解患者的日常生活习惯，收集患者的有关信息。根据患者具体情况，可以通过行为矫正及引导，鼓励患者做一些力所能及的事情，对患者的完成效果进行表扬鼓励，增强患者的掌控感及成就感，并提供一定的心理辅导服务，帮助患者排解不良情绪，积极接受治疗，恢复一定的心理健康和生理健康，提高生命质量。

（二）艾滋病小组社会工作

社会工作者可对艾滋病患者进行大概分类以组成拥有不同治疗目标的小组，如心理疏导小组或社会功能恢复小组，等等。艾滋病患者通过小组活动可以强化社会参与、社会适应，同时可以进行观察学习，观察其他患者的行为或良好的心理状态，从而进行自我学习，帮助自我恢复心理健康。在小组中，小组成员因曾拥有相似遭遇从而对其他成员具有同理心，能够对其他患者起到安抚、陪伴作用，艾滋病患者可以抱团取暖相互倾诉，发泄不良情绪；同样，小组为患者提供一个可以进行社交的机会与平台，这里不存在歧视与偏见，使患者可以真正做回自己，自由发展。

社会工作者将服务对象按照不同的类型需求进行分组。以社会功能恢复小组为例，社会工作者应积极对社会功能受损的艾滋病患者进行动员，鼓励其参与小组活动。这类艾滋病患者往往性格孤僻、性格软弱，心理承受能力较差，在患病之后更是逃避现实，不愿与他人沟通交流，丧失社会人际交往能力，社会功能不全。社会工作者根据其需求制订相应的小组活动计划，第一次小组活动，应先让其做一些简单的破冰活动，让患者之间得到简单的认识，建立初步的人际关系。在后几次的小组活动中，每一次活动都可以有相应的主题，如可以让患者们在小组中讲述患病对自己生活的影响，引发患者共鸣，得以共情；或者组织大合唱等娱乐活动，调动患者积极情绪，使其在小组活动中释放不良情绪，寻找"同类"人，通过学习他人在面对相似不良事件时的反应及做法，来为自己解决问题提供可选择的方法。在小组中，患者们容易通过共情形成"命运共同体"，获取不同渠道的知识，相互鼓励走出人生阴影，共同面对困境，提高人际交往能力，恢复心理、生理健康，提高对生命的期待值。

（三）艾滋病社区社会工作

从事艾滋病社会工作的社会工作者在进行社区社会工作时，首先应当坚持以人为本、居民参与、协调发展、社区自决等原则。以社区内人员为主要服务对象对象，利用社区资源满足艾滋病患者对于社区的需要，如社区内部人际关系或情感支持等。社会工作者可以社区为单位，在社区中进行有关艾滋病防控治疗的相关知识宣传；将医疗资源引入社区，实现医养结合，为艾滋病患者提供更为便捷的有效治疗渠道，帮助患者提高治疗效果，延伸生命长度。

社会工作者在进行艾滋病社区社会工作之前，需先与社区机构及社区居民建立初步的关系，收集社区与社区内艾滋病患者的相关资料，了解社区内部资源、社区居民及团体关系，进而方便社区内部对"如何防控艾滋病"方面的内容进行改进。而后，社会工作者可在社区内针对艾滋病防控宣传方面采取一定的措施、方法，如进行海报宣传、知识讲座等；在社区内设立专门的机构来帮助艾滋病患者接受社区内部和外部医疗资源以恢复健康；将个案社会工作与小组社会工作和社区社会工作进行结合，发挥多种介入方法优点，有针对性地解决不同艾滋病患者的独特性问题。

【案例】

案例 1：高龄晚期癌症患者情绪疏导与家庭服务

1. 案例描述

黑龙江省某医院肿瘤科患者，李奶奶，女，83 岁，结肠癌晚期，已多处转移，有大量胸腔积液，曾有卵巢癌史。该患者的陪护者是其女儿张女士。这对母女曾经让医院十分头疼，因为她们曾与医生起过冲突。根据主治大夫的讲述，该患者对自身的病情十分敏感，一旦有不适就会极度恐慌，要求医生来给自己治疗。并且该患者由于并发症的原因，胸腔产生大量积液，每 2 天会产生近 1 升的积液，因此她表现得十分急切，反复要求医生为其抽取胸腔积液。医生考虑到其身体状况虚弱且年龄较大，选择了较为保守的治疗方法，每天为其进行靶向药静脉点滴，并定时抽取胸腔积液以缓解其不适症状。

2. 问题表现

(1)对病情十分焦虑，反复查看积液引流袋，如果积液袋装满，则表现得安心下来(体验到被"治愈"的感觉)，医生查房时表现出对医生极大的依赖，反复恳求医生治疗自己的疾病。

(2)心理状态的反复与摇摆。该患者时而表现出强烈的依恋与不舍，经常说"我怎么得了这病呢?""啥时候才能好啊?"；时而表现出明显的厌世情绪，以及具有自杀意念的表述，如"还治啥啊，死了算了""我想把我这管儿拔了""太难受了，别让我活了"。

(3)家庭关系复杂，与女儿关系紧张。因医院只允许患者有一名陪护者，该患者的女儿张女士在医院进行陪护，但患者与其女儿关系十分紧张，表现为患者不听取女儿的意见和劝说，甚至与张女士故意"作对"，如对张女士进行言语攻击，如"我不用你来伺候我，我要让我儿子来"，甚至有一些过激的话语，如"我死了也是你逼死的"。在医院第一次安排其出院时，患者表现得极为抵触，对医生说"我不走，我哪也不去，想让我走，你们就得给我找住的地方"。

3. 问题分析

通过这对母女的叙事，医务社会工作者认为，该服务对象李奶奶主要存在以下几方面的困境：

（1）负性情绪较为严重。李奶奶自身性格的原因导致其对疾病产生了过多的焦虑与恐惧，这种负性情绪甚至导致其出现了自杀意念，这其中相当一部分原因是其对疾病和治疗过程的非理性信念。

（2）服务对象的亲子关系较为紧张，其观念和女儿之间存在冲突，并且她没有以恰当的方式处理这种冲突，从而导致了母女关系的进一步僵化。但另一方面，服务对象在内心也十分依赖女儿，因为女儿是她唯一的照顾者，她在对女儿不满的情况下又无法摆脱对亲人的依恋，加上对自身病情的焦虑，导致服务对象出现了这种自我拉扯的状态。

（3）服务对象的家庭问题是长期不良的亲子关系、沟通方式及其他多种因素导致的，属于"历史遗留问题"，家庭问题的解决需要全体家庭成员的配合，也需要专业社会工作者对整个家庭开展长期的服务，并非一朝一夕能解决的问题。

4. 需求评估

在对服务对象的情况进行初步了解后，医务社会工作者继续每天与其进行接触，对其个人叙事进行进一步挖掘，并对其进行了需求评估。服务对象的主观与客观需求有以下几方面：

（1）建立对医学诊断的正确认知，消除因未知而产生的恐惧感与焦虑情绪，减轻治疗过程中产生的非理性认知与自杀意念，从而以平和、积极的心态接受治疗。

（2）提升自身的治疗依从度，配合医生的治疗方案，减少不必要的担忧与诉求，这也是减轻医护人员工作负担、创造良好就医环境的客观要求。

（3）缓和与女儿的关系，减少亲子关系中不必要的执念，逐步改变与女儿的沟通方式，实现母女二人的良性沟通。

5. 介入过程

（1）建立关系

服务对象的主治医生将其和其女儿评价为：要求高、态度蛮横、太过敏感。医务社会工作者与服务对象及其女儿进行了接触，并使用叙事疗法挖掘了其个人经历。刚刚接触时，社会工作者向服务对象及家属介绍自己的身份，并询问她们在医院体验如何，有没有什么需求，以较为自然的方式与其建立初步的联系。

（2）缓解服务对象的负性情绪

对于服务对象而言，最首要的需求是解决其因疾病产生的负性情绪与自杀意念。医务社工首先询问该患者对抽取胸腔积液的想法，得知胸腔积液使其产生了明显的身体不适，而这名老人可能是由于年龄的原因，对机体不适的反应较为明显，她反复念叨一句话就是"什么时候抽胸水啊？怎么还不抽胸水啊？"可见，这种显而易见的治疗方式能够极大程度地给予其安全感。因此，社会工作者将医生的宣教与治疗方案对其进行浅显易懂的转述，如"奶奶，大夫说您年纪大了，不能老抽，不然身体承受不住"之类的安抚，使患者明白医生治疗方案的合理性。

（3）帮助服务对象改变非理性信念

值得注意的是，最开始医务社会工作者以为服务对象对于治疗的关注是其自身敏感的性格造成的，而随着服务对象叙事的不断深入，了解到服务对象的父亲是中医，因此她也曾了解一些中医知识，而她在接受治疗的过程中不断试图将医生的治疗方案套入自己的认知范围中，但问题在于，服务对象并没有接受过系统的中医知识培训，所掌握的中医知识仅是一知半解，但在服务对象看来，她有一定的能力分析自己的病情，正是这种片面的认知，导致其对西医的治疗方案产生一些不解，这种自身知识的局限加上对医疗的不信任心态也是造成服务对象焦虑的原因之一。因此医务社会工作者积极回应了该患者对于自身病情的担忧，并向其告知，医生会尽可能提供适合她的治疗，请她相信医生和家人，不必过于担心，并在访谈的过程中多次重复与提醒，帮助其强化这一想法，减少其焦虑不安的情绪。

（4）对服务对象开展家庭治疗

与服务对象接触的几天，社会工作者倾听了这位老人关于个人经历与疾病的讲述，得知她年轻时是一名会计，因工作需要经常出差，因此也曾游历过祖国很多城市，这样一位耄耋老人曾有这样的经历令社会工作者感到惊讶。她是一位对自己要求很高、有些"心高气盛"的人。随着聊天的深入，服务对象逐渐习惯了社会工作者的存在，还给社会工作者看了她身体健康时的照片，打扮得非常精致时尚，可以看出是一个十分重视生活品位的女性。服务对象说她之所以不喜欢女儿，是因为女儿不争气，没有按她想象中发展，她是一个会计，有着那个年代令人羡慕的工作，但是女儿却进了工厂当工人。

医务社会工作者还倾听了该服务对象女儿张阿姨的讲述，张阿姨对母亲怀有十分复杂的情绪，有无奈、有怨恨，也有不舍。她说母亲太心高气傲，所以看不惯她的工作，对于她的职业颇有微词，她说母亲在这方面"太自傲了"。对于母亲对她的态度，张阿姨说，她知道母亲最牵挂的是儿子，最希望儿子来陪伴她，但是目前家中只有她一人有时间，所以母亲对这一点很不满。但是张阿姨说她明白，母亲心里也很依赖她，嫌弃她的同时又担心她会真的不管不顾，她把母亲这种矛盾的行为归结为年龄大了，脾气有些古怪。

对于母女二人这种观念的冲突，医务社会工作者一方面肯定了张阿姨对母亲的付出，希望张阿姨能从中获得心理安慰，另一方面，社会工作者在倾听服务对象叙事的同时，帮助她回顾患病以来女儿对她无微不至的照顾，如"奶奶，你看阿姨多孝顺啊，每次都来陪您伺候您，您难受，闺女也替您难受啊"，帮助其建立一些积极的评价，但社会工作者认为，老人对此也许是十分清楚的，只是由于性格或是长期形成的亲子关系等因素，母女关系无法在短期内变得融洽。另外，这个家庭也许有一些深层的矛盾，当作为外人介入其中时，要通过长期的交流以及服务对象的配合，才能达到解决问题的效果。

6. 总结

在与该患者十余天的接触中，医务社会工作者借助叙事医学的相关方法与理念，倾听了服务对象与其女儿的个人叙事，也明白了这名老人的负性情绪、自杀意念产生的原因。通过陪伴、言语安抚、转移注意力的方式帮助其缓解治疗过程中的痛苦与焦虑情绪，当该患者这一阶段的治疗暂时告一段落、准备出院时，老人的情绪已比刚入院时稳定许多，并且对医护人员表现出较好的依从度，且女儿张女士说，母亲对她的攻击性言语也有所减少，情绪表现得更为稳定。医务社会工作者与医护人员针对服务对象的情况与需求进行了沟通，主治医生也表示服务对象的许多情况他们也是第一次了解，此时社会工作者也确切地感受到在开展实务工作时，运用社会工作的相关方法及叙事治疗的手段，能够在一定程度上达成对循证医学的补充，使临床医护人员更全方位地了解患者需求，也能有效提升患者的就医体验和生活质量，减少其负性情绪与自杀意念。

案例 2：肺癌晚期患者的自我认知重塑

1. 案例描述

王阿姨，女，63 岁，肺癌晚期，于 2020 年末确诊肺癌，目前在省医院接受化疗，其病情较为稳定，主治医师对其恢复情况表达了积极的态度，并鼓励其从事一些力所能及的活动，以提升身体状况。但王阿姨在患病后大部分时间卧床，几乎不进行任何的体力活动。王阿姨夫妻二人有一个儿子，儿子已经工作并组建家庭，目前在广东定居。王阿姨的儿子儿媳通过自己的奋斗，目前生活条件较为优渥，王阿姨对于自己的儿子儿媳感到十分满意且欣慰。王阿姨的主要照顾者为她的丈夫，在王阿姨接受治疗期间，其丈夫承担了全部的照护工作。

2. 问题表现

在与王阿姨进行访谈时，她曾多次表现出明显的低落、悲观情绪，与社会工作者交谈时经常有一些感慨，如"唉，我现在真的觉得人生就是有一些遗憾""如果当时能早点发现，现在也不至于这样，都是因为之前没当回事，现在太后悔了，但是一点机会也没了"。并且王阿姨对儿子儿媳表现出极大的内疚情绪，认为自己不仅不能给儿子提供帮助，还成为家人们的负累。同时，王阿姨对过去表现出明显的不舍与遗憾，她说："我年轻的时候也很漂亮、很爱打扮，就像你们这些年轻人似的，但是生病之后，别人都说我老了很多，我也不愿意见人了，现在肺一出毛病，我说话都费劲了，头发也开始掉，我都觉得自己老得不行了。"王阿姨的主治医生认为她当前的恢复状况十分理想，最大的问题是她不愿与外界交流、不愿进行日常活动，认为自己什么都做不了，希望社会工作者能给予王阿姨一些指导与鼓励，帮助她重建信心。另外，王阿姨的丈夫对其生活起居给予了无微不至的照顾，以至于王阿姨的日常活动有些单一。

3. 问题分析

社会工作者在与服务对象王阿姨进行初步的接触后，认为服务对象的困境主要聚焦于以下几方面：服务对象因为自身病情而出现了明显的负面情绪，自我效能感很低，患病后对自身的能力与价值产生了极大的怀疑，并且患病后容貌上的憔悴使之在心理上不断否定自身的价值，始终处于消沉的状态，心中也充满了对于过去生活的不舍与遗憾。并且由于长期依赖家人的照顾，服务对象不愿进行额外的活动，并认为自己的身体素质太差，无法参与任何活动，甚至接水刷牙这类活动她也不愿完成，这种心态无疑也是对自我否定心理的强化。服务对象对家人抱有一种愧疚的情感，认为自己患病是对家人的拖累，这种消极的想法长此以往也会影响正常的家庭关系。

4. 需求评估

社会工作者认为，对服务对象的介入应主要根据以下几方面的需求开展：缓解服务对象因患病产生的负性情绪，使其建立对疾病和生活的正确认知，以积极心态看待疾病发展和临床治疗过程，更正服务对象的非理性认知。鼓励服务对象完成一些日常性的活动，提升服务对象的生活掌控感与自我效能感。缓解服务对象对家庭、家人的愧疚心态和悲观情绪，促进家庭氛围的和谐与家庭功能的正常发挥。

5. 介入过程

社会工作者先是对服务对象和其丈夫进行了每日的接触和多次访谈，了解到服务对象之前在家中承担了大部分的家务劳动，而在其患病后，丈夫扮演了主要照顾者的角色，从最开始陪伴妻子辗转多地就医，到现在定期陪同妻子复诊、化疗，服务对象丈夫也从最开始的不熟悉到现在对就诊的各流程轻车熟路，服务对象的主治医生也表示："那个大爷(服务对象丈夫)刚来的时候好多事都不会，也不太说话，现在都熟悉了，做检查都知道怎么弄了，好多事都做得挺好的。"

(1)积极视角下的癌症患者家庭弹性

对于一个家庭而言，出现了一名罹患疾病的家庭成员对整个家庭来说无疑是一件创伤性事件，但家庭成员面对挑战能及时、积极地做出调整，增强家庭的抗压能力与风险抵御能力，是家庭弹性的表现，家庭弹性的概念衍生于积极心理学中"心理弹性"这一概念，是将家庭作为一个整体来探讨面对创伤性事件的恢复能力。以积极心理学的视角来看待服务对象患病这一事件，家庭成员也因此完成了自身角色的转变，服务对象的丈夫从最开始的不关心家庭事务，到现在能够事无巨细地悉心照料妻子，家庭成员的凝聚力大大提升了。因此医务社会工作者从这一角度出发，帮助服务对象从积极的、发展性的视角看待疾病，并肯定了丈夫对其无微不至的照顾所带来的积极影响，使之能感受到来自家庭的支持。

(2)帮助服务对象重建自我价值感

对于服务对象而言，另一个比较明显的问题是她主观上认为自己没有恢复的可能与能力，认为自己的身体状况极差，也不愿进行过多的活动。对于社会工作者而言，一方面也应正视现实，服务对象目前确实是癌症晚期的情况，身体状况较差，作为局外人，不应仅抱以盲目乐观的态度，这样无法使患者感受到社会工作者的共情；但另一方面，服务对象目前的身体状况较为稳定，阶段性的治疗也达到了理想的效果，主治医生也鼓励患者从事一些力所能及的活动，能够促进患者心态和生理的积极发展，因此社会工作者给予了患者许多心理上的积极暗示，比如将主治医生的态度传达给患者。另外患者存在习惯性否定自己的行为，认为自己"什么活都做不了/一动身上就疼/可能活不长了"。

社会工作者在面对服务对象一些个人情绪时，一方面应表达充分的尊重与理解，另一方面不应被服务对象的情绪"带着跑"，应帮助其关注积极的层面、审视自身的生活，重建服务对象的生活意义感与自我价值感。

(3)给予服务对象积极的心理暗示

王阿姨另一个较为明显的问题是她经常以一种较为悲观的视角审视生活，例如，她经常感慨儿子儿媳因为忙于工作没有孩子，自己患病不仅不能给他们提供支持，反而成为家庭的负累，因此社会工作者在与其交谈时更多地从积极的方面给予其暗示与引导，比如鼓励她好好治疗，虽然儿子暂时没有子女，但是凭借自己的努力获得了事业上的成功，等等。

案例3：心血管疾病社会工作案例

心血管疾病是老年人常见的慢性病，严重威胁我国城乡居民生命健康安全，此病位居致命疾病的首位。此种疾病具有病情易反复且伴有多种并发症、病情持续时间较长等特点，给患者带来极大的身心痛苦，而引发及加剧此疾病的原因复杂多样，往往包括患者的生理因素、心理因素和环境因素等，因此需要社会专业从业人员对此社会公众卫生问题提出具有针对性的建议和意见，凝聚社会各方力量，对心血管疾病进行有效的"防"与"治"，共同提升我国社会居民的身心健康水平。社会工作者作为这方面的专业人才，理应将专业技能运用到心血管疾病的预防与治疗之中，提升心血管疾病患者抵御疾病风险的能力、疾病恢复的能力和心理弹性，尽最大可能帮助患者进行日常行为活动和社会参与，优化社会功能，提高健康水平。

据调查研究发现，心理因素和环境因素是除了本身客观存在的生理因素外最大的影响因素，这些因素往往会导致患者出现不同程度的焦虑障碍和抑郁情绪，进一步阻碍生理疾病的恢复。在进行具体干预之前，社会工作者应充分了解影响心血管疾病患者健康状态的不同方面影响因素，将影响因素和患者的对外对内需求进行分类后再进行有针对性的干预治疗。

心血管疾病患者大多需长期住院治疗，社会工作者可对不同类型的患者采取不同形式的调查方法。如对于患有此种疾病但意识清醒、认知无碍、具有一定沟通能力的患者，社会工作者可对其进行问卷调查和结构或半结构式访谈来了解心血管疾病患者的心理障碍影响因素及其需求；对于某些意识已然不清的、无法进行沟通的心血管疾病患者，社会工作者应找到患者主要的日常陪护者了解患者的患病情况及整体需求。

据相关实地调查发现，导致老年人产生心理障碍影响心血管疾病恢复的原因大概分为以下几类：

（1）家庭支持与社会支持较低

患有心血管疾病的患者大多数为老年人，儿女多作为维持整个家庭经济运转的主体，而作为社会主要劳动力无法对患者进行贴身照顾，使得老年人患者在医院中常常处于"独身"的状态，照顾者往往为医院中的医护人员。医院一般实行轮班制度，患者的主要照顾者轮流替换，稳定性较差，流动性较大，造成患者在医院中社会支持较低，安全感降低，焦虑情绪累积，严重影响患者的心理状态。很多患者也会因无儿无女而产生经济压力，家庭支持较低，得不到必要的营养来补充身体能量，直接影响病情的恢复。

（2）医患关系问题

心血管疾病患者常以住院治疗为主，医生与护士是其主要的接触人群，医护人员的态度及其共情力对患者心理状态的影响也是最为直接的，且医护人员要注意与患者统一战线共同对抗疾病，避免形成医护人员与患者对立的错误局面。患者渴望与医护人员进行沟通且希望医护人员在自己身上所付出的时间精力是最多的，对医护人员的依赖感也较强，一旦没有达成患者的愿望，患者很容易产生失望感与不安全感。

（3）自身认知水平较低

许多患者对于自己所患有的疾病并没有进行过全方位科学的了解，很容易在日常生活中听信非专业人士的建议或网络谣言，对自己的病情起到适得其反的作用。同时，医护人员所使用的专业词汇也较多，许多患者的受教育程度不高，理解性较差，认知水平较低，使得双方沟通困难，造成患者沉重的心理压力。

社会工作者小张积极与院方建立联系，共同组建医务社工团队，团队中包括医生、护士与社会工作者三方，大家各司其职，帮助患者维护心理健康，促进其生理健康恢复。

鉴于许多心血管疾病的患者对自身所患病症处于不了解的状态，医护社工团队组建小组活动对患者进行健康教育科普。社会工作者小张先对医院内部患者进行走访，了解患者参与活动的意愿以及对于科普活动的诉求后，与院方进行沟通，结合患者需求点，共同设计科普活动的内容和形式。医务社工团队将活动分为4次小组活动。第一次为破冰活动，组织组内成员自我介绍，进行简单互动，使组内成员相互熟悉，打破陌生感，使小组氛围更加轻松和谐，患者之间相处更为融洽；第二次为教育科普活动，科普内容包括心血管疾病是什么、如何预防心血管疾病、对于此类疾病最佳的治疗方法是什么、如何从心理方面促进生理方面健康水平，等等，科普内容应尽量细致全面，使患者对自身病症减少怀疑感、降低自身焦虑感；第三次为实践活动，医务社工团队带领患者进行冥想、正念来帮助患者稳定心境，同时开启对患者的叙事治疗，帮助患者重构此事件对于自身的生命意义；第四次为寻找共情团体活动，医务社会工作者将在活动中引导患者讲述自己的生命故事，使具有共同生命境遇的患者形成共情小组，相互慰藉。

医务社工团队人员的工作方向和内容虽各有侧重，但都将秉持着人文关怀的服务理念，发挥所长，共同提升患者对于自身疾病恢复的能力。医护人员的工作服务重点仍在于患者生理性病情的治疗上，而社会工作者的重点在于患者的整个生态系统上，如家庭支持、社会支持、个人心理问题等。社会工作者随医护人员进行日常查房工作，了解患者病情，并定期对患者进行个人评估，评估内容包括患者的生理状况、家庭支持状况、心理状态和近期诉求等。社会工作者在日常服务过程中作为医护人员与患者的第三方，将医护人员所使用的专业术语翻译为患者能够听懂、理解、接受的话语，让患者更为清楚地了解自身病情和治疗方法，缓解不安感，减少焦虑情绪，尽量避免因心理因素而加重病情。

第十一章
精神卫生和心理健康社会工作

第一节　精神卫生和心理健康社会工作概述

精神卫生又叫心理卫生，它是指个体心理处于一种良好的状态，并且能够适应和调控周围环境来参与日常的学习、工作和社交等各种活动，拥有良好的精神卫生是个人正常生活的基础。在生活中，常见的精神卫生问题有精神分裂症、焦虑症、强迫症和抑郁症，等等。关注个人的精神状况，了解精神卫生方面的专业知识，并且在遇到不合理的情况时及时就医，能减少精神卫生问题的发生，提高群体的精神卫生水平。

心理健康是一种积极面对生活并且做出回应的一种正常状态，它通常包括良好的性格、良好的人际关系、正常的智力、稳定的情绪、无缺陷的人格和正确的认知等方面。由于心理健康与生理健康互相影响，个体在不同的年龄阶段的生理状况存在差异，因此评价心理健康的标准往往也不同。例如，在儿童时期，个体的智力发育是评判心理健康的一个重要标准，而在老年期，具有充足的安全感则显得更为重要。随着人们生活压力的增大，具有异常心理的人数逐年递增，忧郁、自卑、敏感等都是生活中常见的不健康心理，如何减少异常心理的产生，是心理健康社会工作者们亟待解决的一个问题。

一、精神卫生和心理健康现状

自改革开放以来，我国的教育、经济、科技、医疗和文化事业等都取得了巨大的进步，综合国力大大提升。随着国家的发展，精神卫生问题也随之凸显，精神疾病已成为我国各种疾病中最大的负担，总患病率约为15%，较之前患病率明显提升。国家、医学和社会各界应重视这个重大的公共卫生问题，精神卫生和心理健康工作刻不容缓。

我国患精神障碍的患者数量众多，但重性精神疾病患者人数相对较稳定，多数患者对心理疾病的治疗不够重视并且抱有消极态度，部分患者因社会对患有心理疾病群体的偏见态度而拒绝寻求治疗甚至隐瞒病情，以此来维护自我尊严。另有部分患者未与医疗社会工作者建立信任，难以打开心扉接受治疗。

社会工作者在精神卫生和心理健康社会工作中、精神障碍患者治疗后以及社区照顾工作中都具有非常重要的地位。在我国，精神健康社会工作仍处于起步阶段，各个地区的资源配置、服务实践、运行方式等方面均存在差异，精神卫生和心理健康社会工作有待加强。

精神卫生服务资源与从业人员不足，地区资源配置失调。我国精神卫生资源多数集中在东部发达地区，西部地区如西藏、甘肃、青海等省份资源稀缺。据《2019 年我国卫生健康事业发展统计公报》显示，截至 2019 年末，我国从事卫生相关工作的人员为 1 292.8 万人，但从事精神卫生工作的专业人员较少，供不应求的局面亟待解决。

从改革开放到今日，精神卫生和心理健康领域社会工作已逐渐脱离边缘地带，成为我国公共卫生领域、社会问题、法律问题的重要组成部分。1978—2000 年，精神疾病仍属于临床范畴，尚未上升至公共卫生问题，随着 2008 年汶川地震等自然灾难的发生，精神疾病已不再简单地属于医学问题，而是变化为公共卫生与社会问题，国民的精神健康问题不可忽视。在 2012 年 10 月召开的第十一届全国人大常委会第二十九次会议审议通过了《中华人民共和国精神卫生法》，中国精神健康服务正式纳入法律范畴。

二、公众所面对的精神健康问题

按照《中国精神障碍分类与诊断标准(第三版)》(CCMD-3)界定，中国精神障碍包括 10 大类：(1)器质性精神障碍，如老年痴呆；(2)精神活性物质与非成瘾物质所致精神障碍，如毒品；(3)精神病性障碍，如精神分裂症；(4)心境障碍，如抑郁症；(5)癔症，如歇斯底里；(6)心理因素相关的生理障碍，如失眠症；(7)人格障碍，如偷窃；(8)精神发育迟滞，如孤独症；(9)童年和少年期的多动障碍，如社会焦虑；(10)其他精神障碍和心理卫生情况，如病理性半醒状态，范围涵盖器质、精神、心理和行为障碍。

公众面临的精神健康问题主要包含焦虑障碍、心境障碍、酒精药物使用障碍、进食障碍、精神分裂症及有关精神病性障碍、冲动控制障碍这六大类。黄悦勤团队采用多水平质量控制方法及多级抽样设计，对国内 31 个省市三万多名群众进行抽样调查，发现焦虑障碍已成为国内最普遍的精神问题。

第二节　精神卫生和心理健康社会工作的主要内容

精神卫生和心理健康社会工作是健康社会工作中不可缺少的一部分，它是指社会工作者为有精神障碍或是心理问题的人群提供专业化的帮助，来改善其精神健康状况。精神健康社会工作者通常在医院、健康中心、社区等场所为有精神问题的人群提供服务。近年来，随着经济的迅猛发展，我国人民的生活水平在不断地提高，物质生活得到满足后，精神问题变得越发严重，精神障碍或心理问题已成为当代人的高发疾病，因此提高人民心理健康水平迫在眉睫。精神卫生和心理健康社会工作涵盖内容较多，主要包括两方面内容：一是心理健康的促进及预防；二是对已有患者采取有效的诊断、治疗和康复手段，具体内容包括以下几个部分：

一、精神障碍者信息的收集、整理和分析

社会工作者应定期对精神障碍者的个人资料进行整理。因为治愈是一个缓慢的过程，在每个阶段患者的情况都会发生变化，细微的变化会改变治疗者后续的治疗方案，社会工作者有义务做好整理、更新，实时调整对策，为后续的治疗提供方便，达到事半功倍的效果。

二、心理咨询与治疗

在收集和整理精神障碍患者的资料后，应将患者带到专业的精神医院、心理咨询服务中心、精神健康社会工作者服务站或其他心理辅导机构进行心理咨询和治疗。心理咨询内涵较为丰富，广义来说，心理咨询包括各种临床干预的手法和方式；狭义来说，心理咨询指的是在心理学理论和技术的指导下的临床干预措施，通过与个体直接、持续的接触来提供帮助，帮助服务对象消除或缓

解心理症状，促成态度和行为的转变以及健康人格的发展。其核心也是"助人自助"，咨询师在帮助来访者提高自我能力的同时，也帮助来访者学习自我帮助的方法，进行自我改变与提升，具体可以通过一对一咨询、团体咨询、电话咨询等方式进行。

三、行为矫正

使用行为矫正技术的专业人士认为，个体行为都是后天习得的，遗传因素在其中并不起决定作用，个体的某些行为也可以通过特定的活动进行强化或弱化，最终形成较为稳定的行为习惯，而对于个体来说，也有能力从这种特定的强化刺激中学习新行为。针对患者的情况，心理咨询师或社会工作者应运用专业的知识、采用相应的心理学治疗方法来对患者进行行为的矫正，使患者改变错误的观念和不适宜的行为方式，为回归社会做下铺垫。

四、精神障碍者家属心理辅导

精神疾病由于其特殊性，患者家属在照顾患者时要投入更多的精力和时间，同时还要接受来自社会的异样眼光。患者家属承受着巨大的压力，一方面，要负担高额的治疗费用；另一方面，加倍的看护往往导致自身身心憔悴，抗压能力较差的照顾者可能会因过度劳累而处于亚健康的状态。因此，精神健康社会工作者应对患者家属开展心理辅导，帮助其减轻心理压力，并对其进行相关的精神健康知识辅导。

五、社区精神卫生和心理健康教育与推广

除了在医院、社会工作服务站等健康机构提供服务外，社会工作者也应深入社区，定期在社区开展精神健康宣传教育，为群众普及健康知识，做好精神卫生的预防和应对工作。同时，不定期举办一些趣味精神健康活动和分发一些礼品，有利于提高群众对精神健康的关注，形成一个正确的认知态度，为后续精神卫生和心理健康社会工作的开展提供便利。

六、灵性关怀

灵性关怀是指通过给患者提供一定的关怀，使患者感受到精神的满足和充实。灵性关怀最初用于宗教人士当中，随着我国医疗水平的进步，很多医务相关领域的社会工作者逐渐把重心放在了灵性关怀上。灵性关怀要求精神健康社会工作者全身心地倾听患者的感受和诉求，帮助患者减轻精神负担，增大患者治愈的可能性。

七、精神卫生和心理健康工作普及和宣传

经济的发展带动了科技的进步，如今互联网与人们的生活紧密相连，网络已成为人们生活中不可分割的一部分。精神健康社会工作者应利用互联网的优势，采取线上线下结合的方式进行精神卫生和心理健康工作的普及和宣传。我国大部分民众缺乏健康精神知识，在其自身或是身边人初次出现精神健康问题时没有引起重视、没有及时采取治疗措施，导致精神疾病更加严重。因此，只有提高全民的健康知识水平，才能改善整体的精神健康状态，精神健康社会工作任重而道远。

八、加强精神卫生和心理健康社会工作的临床服务实践

精神健康卫生服务队伍是一个多学科的团队，其主要包括医生、护士、心理咨询师和社会工作者，而目前我国精神健康卫生服务工作主要由医护人员和心理咨询师来完成，社会工作者的数量与发达国家相比非常稀少，未来应大力培养并引入社会工作专业人员，组建专业服务队伍。除此之外，精神健康社会工作者应系统掌握精神障碍、精神健康相关知识，同时通过临床服务实践和学习干预技巧来增强专业性，不仅要在疾病的预防、治疗以及康复中贡献力量，而且要给予患者包括政策、法律层面的全人帮助。

九、搭建起"医院-门诊-社区"一体化平台

在"去机构化"运动的影响下，我国精神健康工作理念也逐渐发生了变化，

患者更多地要回归社区，融入社区生活。精神健康社会工作者的临床服务和社区干预是医院和患者之间的黏合剂，起到承上启下的过渡作用，综合患者、家属以及医院的需求，开发出一种"医院-门诊-社区"的系统服务模式，在入院时陪同并协助患者办理手续，住院时进行个案辅导、团体辅导等，出院时提供后续跟进服务，必要时对患者进行转介。在这个过程中，不仅要服务患者，更要发挥家属、同辈群体以及政府等的支持作用，有效地整合好社会资源。

第三节　精神卫生和心理健康社会工作的主要方法

作为当代精神健康服务团队中的重要成员，社会工作在多学科团队中扮演了重要角色，其针对不同的疾病类型、服务对象、服务机构、服务场域和服务范围都有不同的服务方法。综合来看，社会工作介入精神卫生领域有以下方法：

一、生物-心理-社会模式评估

生物-心理-社会模式主张将生物学特征、心理状况和社会因素三者结合，综合评估患者的健康情况。早在 1990 年，世界卫生组织就对健康进行了重新定义：健康不仅是没有疾病，更包括躯体健康、心理健康、社会适应良好和道德健康。因此评估公众的健康情况不应该只将关注点聚焦在生物学指标上，患者的问题是生理、心理、社会三个因素交互作用的结果，需要让多学科专业人士共同参与进来，一起探讨救治的方案，更加全面准确地解决患者的问题，应用更长远的眼光且将视角扩展到人的整体情况，捍卫公众的自我尊严。

二、认知行为疗法

认知行为疗法是从患者的认知出发，通过对其心理情况、处事方式和获得的社会支持进行干预来改善其心理问题的一种治疗方法。它把重点放在患者不正确的认知上，通过改变患者对事物的看法来达到治愈心理疾病的作用。认知行为疗法常用来治疗各种与精神障碍相关的疾病，如焦虑症、抑郁症、精神分裂症等。

(一)行为主义和认知主义理论

行为学派以学习理论为基础，认为个人的行为是在外在环境的刺激下形成的，并强调通过学习改变行为。认知主义强调认知的重要性，认为认知会影响情绪和态度，其治疗目标是改变错误的信息加工过程，矫正那些使情绪和行为失调的信念或假说。人的行为是要控制的并且是可以控制的，所以通过改变人的认知以及行为，会影响其整个人的态度和情绪。

认知行为疗法是以认知治疗技术为基础，由认知理论和行为治疗相互吸纳、相互补充形成的系统心理治疗方法，它包括三大基本理论和四个技术实施步骤。在大学生心理危机预防与干预的实践中，成都理工大学心理健康教育中心成功运用了认知行为疗法对学生开展团体心理辅导，在提升认知水平、缓解情绪障碍、促进认知功能完善等方面都取得了良好效果。

(二)治疗方法——认知重建

认知重建是认知行为主义的治疗方法之一，它的目标就是辨识、挑战焦虑思维并代之以更精确的思维。首先，社会工作者应该明确发生了什么，患者在想什么，患者的感觉如何。其次，社会工作者应挑战患者思维的合理性，让患者探索替代性的解释并比较可能出现的结果和想象的结果的差异，鼓励患者建立在某种场合下出现的替代性思维和行为。

认知行为疗法实施的一个重要目标是要让接受辅导者知道自己的情绪问题是源于自己的认知建构方式，帮助他们认识自己的认知模式，正确理解认知和行为的关系，让他们系统地、渐进地学习构筑一个积极的认知概念。

三、意义疗法

意义疗法是奥地利心理学家弗兰克尔提出的一种治疗方法，他以存在主义哲学思想为基础，认为对生命和生活意义的追求和探索是人类基本的精神需求，每个活着的人都要找到自己存在的意义。

（一）生命意义感

他主张："人是由生理、心理和精神三方面的需求满足的交互作用统合而成的整体，生理需求的满足使人存在，心理需求的满足使人快乐，精神需求的满足使人有价值感。"意义疗法能够帮助患者找到生命的意义和存在的价值，以积极的态度去面对生命中发生的一切，从而减轻精神疾病所带来的痛苦。

（二）意义管理

建立在弗兰克尔意义追寻理论基础上的意义管理模型认为，只有接受疾病、了解疾病，才能学会更好地生活。每个人的生命都是有意义的，无论何时何地，生命都会保留它的意义。意义管理模型强调意义感是人类的基本需求，虽然这种需求可能不为个体觉察，但痛苦会唤起个体寻求意义、寻求生与死的目的的强烈需要，即使在面对疾病的时候，个体也可以发现并创造意义。意义管理是对人生的合理化，意义感产生于一个人投身于生命拓展、生活充实和自我超越。欧文·亚隆认为，要在"'此时此地'充分地活着"，不虚度人生，才能获得生命的意义感。

（三）社会工作介入原则

首先，个体化。正如 Frankl 所说，生命意义是因人而异、因时而异、因情境而异，生命意义不仅仅指"一般意义上的生命形态"，也意味着"千差万别的生命历程"。并且意义感在宏观的文化取向上也存在差异，所以在对临终者进行生命意义重塑的过程中，必须充分考虑生命意义的差异性，了解临终老人的生命轨迹是什么、内心所想是什么、价值观是什么，等等。在此基础上考虑临终者什么样的生命意义需要被重塑、通过怎么样的方式重塑。

其次，利用服务对象的语言系统进行沟通。要在倾听的过程中捕捉关于其人生观、价值观、重要他人以及临终方面需求的信息；根据社会建构主义，我们应该利用服务对象的语言系统和服务对象进行沟通，要根据临终老人自身的个性和擅长的表达方式来交流。

四、正念疗法

正念最初来源于佛教，是佛教的一种修禅方式，它是指专注于当下的感受和体验。正念冥想是正念疗法的核心，其主要由正念减压疗法、正念认知疗法、辩证行为疗法和接纳与承诺疗法组成。正念疗法专注于人的心理健康问题，通过正念训练改善人的焦虑情绪，以一种新的视角去认识生活中的事物。正念疗法能够让心理疾病患者摆脱原来的观念，专注于当下，从而走出消极的情绪，对恢复公众的心理健康具有非常大的作用。正念疗法对社会工作有以下模式可供借鉴：

（1）正念减压模式：通过正念冥想减轻自身压力并积极管理情绪。可以应用于服务对象压力处理以及抑郁情绪控制等，洞察服务对象的心理陷阱——消极自我语言、消极思维方式、消极自我解释等，改变服务对象消极的惯性思维方式。

（2）正念认知模式：鼓励服务对象在没有判断的情况下处理问题，帮助其用具有挑战性的想法和感受来改变周遭关系，并接受"办法总比困难多"的信念。可以应用于早期抑郁症患者，培养服务对象意识、形成正念态度的框架，了解自己可以和痛苦一起工作。

（3）辩证行为模式：鼓励服务对象承认并接受自己的思维方式存在的问题，思考如何做出改变，让思维更加平衡。可以应用于抑郁、暴食症、自卑、愤怒等，采用技能培训、个别会谈、咨询小组等方式进行。

（4）接受实现模式：帮助人们意识到心理痛苦是正常的，接受痛苦、拥抱痛苦，在接纳自己中实现升华。

五、森田疗法

森田疗法主要用来治疗社交恐怖症、广泛性焦虑症、强迫症等有关精神疾病，它由日本学者森田正马创立。森田疗法的核心观念是"顺其自然，为所当为"，简单来说就是带着症状去生活，允许生活中消极的情绪和恐惧的事情存在，不过度关注，顺其自然发展，久而久之这些引起精神困扰的事物会慢慢弱化，患者能够重新投入健康的生活。传统的森田疗法分为四个阶段：绝对卧床期、轻作业期、重作业期、社会实践期。

（一）森田疗法治疗精神疾病患者的特点

1. 重视现状：治疗主要应用现实原则，不追究过往经历的影响，而是注重引导服务对象将注意力放在当下，通过文娱活动——读书、看报、看电影、唱歌、跳舞等来提升服务对象的幸福感和获得感，将服务对象只重视症状的关注点引向外部，改善被动状态以及病态人格。

2. 注重行动：森田疗法强调"以行动改变性格"，认为精神疾病患者的症状是情绪的一种变化形式，鼓励服务对象以行动为核心，以工作为重点，换"症状"为"正事"，如农业劳作、整理家务、打扫卫生等，来提高患者的能动性，增强责任感，提升自我价值感。

3. 以生活为平台：森田疗法强调患者以"正常人"的身份生活，不适用特殊的器具和工具，在生活中改变患者的不良行为模式，在实际治疗中运用一对一、一对多等方式组织患者进行职业、生活、学习等方面的培训，提升患者的心理健康水平。

（二）森田疗法的实施层面

1. 行为：矫正不良行为

社会工作者传递森田疗法"顺其自然、为所当为"的理念，组织患者进行日常生活的训练，提升患者的自理能力，鼓励患者积极面对生活，正视疾病。社会工作者可以指导患者参与到治疗中，将其注意力转移到活动上，养成良好习惯，激发个人潜能，减少对疾病的关注。

2. 认知：恢复社会功能

社会工作者通过作业活动，让患者带着症状进行日常生活，如参加讲座、农业耕作、园林作业、读书看报、体育锻炼，等等，培养自己的兴趣爱好，体验森田疗法带来的改变，改善认知和人际关系，提高对外界的兴趣。

3. 交往：促进回归社会

精神疾病患者往往会出现焦虑、拒绝治疗等行为，造成社会功能缺陷，严重影响生活品质，不能正常工作与学习，甚至会产生自杀等极端行为。森田疗法可以帮助患者改变病态人格，接受自身疾病的存在，提升社会适应能力，恢复社会功能。

【案例】

案例：小组增权在精神患者及其家属中的应用

精神病患者由于污名化及社会排斥，在社会生活中长期处于低权能的状态，人际交往、政治权利等匮乏。社会工作者小于在一家精神卫生康复中心任职，在对院内患者进行访谈后发现其存在以下需求：社交需求、与家庭联系的需求以及社会环境改变的需求。针对服务对象这种无权的感觉，小于依据增权理论及小组动力理论，开展 6 次小组活动，帮助服务对象学习人际交往技巧，对自己的能力进行重新认知，学习接纳自己，改变无权感，重拾信心。在这个过程中，小于注意在个人以及人际层面为服务对象增权，运用社会工作技巧增强其在生活中的力量。通过评估发现，增权小组影响社会支持水平，可以显著提升个人权能，促进社会融入。

思考题

1. 简述精神卫生及心理健康的概念。
2. 社会工作介入精神卫生领域有何方法？
3. 社会工作者在精神健康领域中可以扮演何种角色？

第十二章
物质滥用与社会工作

第一节　物质滥用概述

物质滥用是指未按照社会制度或医疗用药规定来使用精神活性物质，并导致生理以及心理受到损害的现象。被滥用的物质主要包括烟草、酒精、毒品以及医疗药物等，这些物质会作用于人体的中枢神经系统，长期使用会扰乱个体的情绪、认知、意识、思维等，对个体的身心健康造成巨大的伤害，并且极易引起重大的公共安全问题和社会问题。

一、毒品滥用概述

《2019 世界毒品报告》数据显示，全球每年约有 2.7 亿人吸毒，近 60 万人因毒品滥用而死亡。截至 2019 年底，我国现有吸毒人员 14.8 万，滥用人数增速放缓，但吸毒人员规模巨大，且新型毒品日渐增多，社会治理工作难度提升。在现有的吸毒人员中，18 岁以下的占比 0.3%，吸毒人员呈现低龄化趋势。少年强则国强，少年兴则国兴，家庭、学校和社会应该加强对未成年人吸毒的关注，避免他们误入歧途。

2019 年，我国共缴获毒品 65.1 吨。毒品滥用会使吸毒者产生兴奋、狂躁、幻视、幻听、妄想等症状，进而脱离正常的生活，有些滥用者甚至为了获取钱财吸毒而做出违法犯罪的事，给社会安全带来了很大的威胁。据报道，2018 年，四川省资阳市吸毒人陈某吸毒后致幻，杀死父母及女儿，逃跑过程中又杀伤 6 人。2019 年，上海某女子吸毒后产生幻觉，全身赤裸跳楼轻生。此类事件的频繁发生，无疑是给公众敲的一记警钟。

二、烟草滥用概述

据世界卫生组织估计，每年有将近 700 万人死于烟草的过度使用，有接近 10 万无辜的非吸烟者因吸入过多二手烟而死亡。据估计，我国吸烟总人数已超过 3.2 亿，规模异常庞大。烟雾中的某些化学物质对人体的伤害很大，例如一氧化碳、焦油、氢氰酸等，这些物质中含有大量的致癌物，对人体各个器官的损害都非常大，易引起癌症、慢性呼吸系统疾病、心脑血管疾病等。吸烟不仅仅对吸烟者自身造成重大伤害，与吸烟者长期生活在一起的家人、一起工作的同事或是偶然吸入烟雾的路人都免不了二手烟的毒害，特别是儿童和妇女这类体质较弱的群体，更易出现各种疾病。研究发现，吸入过多二手烟会引发儿童哮喘、支气管炎、肺炎和婴儿猝死综合征等疾病；女性吸入过量二手烟可能会出现月经不调、孕期失常、流产等症状。烟草滥用对个人健康、公共卫生和医疗支出都造成了很大威胁。《"健康中国 2030"规划纲要》从个人和家庭、社会、政府这三个层面提出了相应的控烟措施，欲减少烟草滥用所造成的健康问题和社会问题。

三、酒精滥用概述

有数据显示，截至 2016 年，全球约有 4 亿人饮酒，每年约有 330 万人死于酒精滥用，占全球死亡总人数的 6%。酒精会麻痹大脑，损害人体中枢神经系统的正常功能，长期饮酒更会使脑细胞产生严重的损伤，造成记忆力和判断力下降。同时，嗜酒也会对人体的消化系统、心血管系统、骨骼系统、皮肤、精神系统等造成难以弥补的伤害。《"健康中国 2030"规划纲要》中提出"加强限酒健康教育，控制酒精过度使用，减少酗酒"的战略目标，国家对酒精滥用问题高度重视，建设健康中国必须严格控制酒精的过度使用。

四、药物滥用概述

药物滥用是指多次并且大量地使用与治疗目的无关的药物而导致药物上瘾的现象，常见被滥用的药物有抗生素、止痛药、麻醉药、催眠药、中药、激素和维生素，等等。据《国家药物滥用监测年度报告(2016 年)》显示，医疗药品滥用比例达到 3.7%，药物滥用群体多药滥用的情况变得愈发严重。药物滥用会使患者错失治疗疾病的最佳时间，从而加重病情。例如，食用不健康食物导致腹痛就服用止痛药，睡眠不好就频繁地使用安眠药等。此类行为只是暂时地缓解了患者的痛苦，并不能从根本上治愈患者的疾病，这不仅耽误了治疗，更可能造成无法预料的后果；另外，滥用药物会导致人体对药物产生耐药性以及使细菌产生抗药性，导致部分药失去其应有的作用。我国曾出现中学生服用"止咳水"成瘾，难戒除想自杀的事件。此外，广东省药品监管局还专门针对此类现象进行过流行病学调查，发现"止咳水"滥用现象在青少年中非常普遍。我国药物滥用的情况越来越普遍，给公众以及社会都带来了诸多不良影响。

第二节　社会工作与物质滥用

一、社会工作介入物质滥用的现状

（1）物质滥用领域社会工作资源缺乏，相关部门对物质滥用社会工作不够重视，仅仅把物质滥用工作归结到医务人员、公安人员等其他专业人员的职责中，社会工作者在开展工作过程中遇到的阻碍较多，工作量与所分配资源不成正比。

（2）社会工作介入物质滥用领域还未制定详细的法律条文，难以明确规定社会工作者和滥用者之间的关系和界限，仅凭社会工作者个人的专业知识和素养实施帮助难免会出现一些涉及伦理道德以及信任等较难界定的问题，给社会工作者的工作带来了很大的困难。

（3）物质滥用社会工作未专业化。介入物质滥用的社会工作者必须对医学、生物学、心理学、药学等专业知识有一定的了解，能将涉及的相关知识和方法带入社会工作专业，形成有体系的独特的物质滥用社会工作理论。相关机构对物质滥用社会工作的培训几乎处于缺失状态，这也加重了社会工作者工作的困难。

（4）公众对社会工作介入物质滥用熟悉度不够。群众对专业社会工作介入物质滥用的内容和服务了解不多，在自身或家人有物质滥用问题，且靠自己的力量无法戒除的情况下，并不会主动寻求专业社会工作者的帮助。另外，大多数群众在出现物质滥用问题时，不了解应该向谁或是去哪里寻求帮助。由此可见，加快物质滥用社会工作的宣传和普及也是一大要事。

（5）物质滥用领域的社会工作者人数较少，各机构和社区专业社会工作者人数明显不足，物质滥用者的需求量和社会工作者能提供的服务量不成正比。

二、社会工作介入物质滥用的内容

（一）社区物质滥用情况排查和防控

社会工作者应定期走访社区，对社区中有物质滥用倾向的群众或物质滥用患者开展思想教育工作，说服患者接受治疗，并根据患者情况为其制定合适的戒断方法，防止物质滥用患者陷入更深的困境。

（二）对物质滥用患者家属进行心理辅导

物质滥用不仅仅影响患者自己的正常生活，也给其家属带来一定的困扰。一些患者在滥用酒精和毒品后神经被麻痹，做出误伤家人或是打骂家人的行为，对其家属造成了心理阴影和生理伤害。因此，社会工作者应给予患者家属相应的慰问，帮助他们减轻痛苦，增强自我保护能力。

（三）物质滥用社会工作服务的发起、组织、宣传和培训工作

社会工作者应积极地开展物质滥用知识宣传活动，给社区群众普及物质滥用的危害、物质滥用戒除方法和途径，等等，鼓励群众参与到戒除物质滥用活动中来，保护社区群众远离不健康的生活。

（四）对有物质滥用问题的人员进行治疗

社会工作者应运用专业知识，对患者进行物质滥用情况诊断，再根据实际情况选择最合适的治疗方法，帮助其戒除物质的依赖，恢复正常的生活。

第三节　社会工作介入物质滥用的方法

一、认知行为疗法

(一)认知行为疗法定义

认知是指人对客观事物的看法，每个人因各自的经历、学识、生活环境等因素的不同，对待事物的见解也不一样。认知行为疗法是心理学家贝克在20世纪60年代提出的一种心理治疗方法，它主要用来治疗抑郁症、焦虑症等心理疾病，现在在社会工作中也多有应用。认知行为疗法通过纠正患者的错误认知，来改善患者的不恰当行为或心理问题。例如，某女生一直认为自己长得丑，没有朋友，没有男生喜欢她，因此不管做什么事情都没有信心，且一直把没做成事归于容貌问题上，甚至想通过整容来改变自己的人生。针对这个情况，必须帮助她重塑认知，重新认识自己，改变其对容貌的错误认知和对失败的错误归因。贝克对公众在认知过程中经常出现的错误认知形式进行了归纳，提出以下五种常见错误认知方式：

第一，"全或无"的思维方式。这种思维方式对事物的评判过于绝对，非黑即白，然而在生活中大多事物难以极端地评判好坏，视角不同，个人所形成的认知也不同。用"全或无"的思维方式思考问题，常常会造成思维扭曲，影响人们的正常判断。例如，很多家长教育小孩，如果好好学习就是好孩子，不好好学习就是坏孩子，仅以学习来定义孩子好与坏是教育的扭曲。

第二，选择性概括。选择性概括是指根据部分的情况来得出整体的结论，即以点概面，这种方式也经常造成认知的错误。例如，某学生英语考试不及格，由此判断其成绩很差，真实情况可能是该生其他科目都很好，只是单纯偏科。

第三，过分概括。过分概括是指把偶然情况下得出的结论应用到不适当的情况中。例如，某人在某个时间段在某家水果店购买的水果不新鲜，就得出这家水果店的水果都不好的结论。这种结论是不公正的，可能购买者购买的时间恰巧在晚上，水果在店里放置一天，到晚上不新鲜是很正常的事情。

第四，随意推论。随意推论是指个人在证据不充分的情况下，仅根据主观经验做出判断。例如，在路上碰到熟人，跟对方打招呼没有得到回应，就认为是对方讨厌自己所以故意不理睬，换个角度想，可能是打招呼时声音太小熟人没有听见，或是当时熟人正在注意别的事物并未注意到有人与其打招呼等。因此，通过随意推论得出的结果可信度不高。

第五，夸大或缩小。对事物做出不适当的评价，夸大或缩小事物的实际情况。例如，某人做了一件拾金不昧的好事，就夸大事情到处宣传，造成不实的真相。

（二）认知行为疗法治疗阶段

运用认知行为疗法治疗物质滥用患者主要有五个阶段：

1. 心理评估

社会工作者在初次接触服务对象时，首先应对其生理、心理以及社会功能等相关方面进行整体的评估，对患者现阶段问题的严重程度做出诊断，并找出其问题产生的根源。

2. 重新概念化

社会工作者在第一阶段了解了服务对象的问题来源后，应围绕问题的中心，通过谈话、观看影片、开展活动等多种形式使其抛弃原有的错误认知，重新定义新的认知，并从心理层面上接受新习得的认知。社会工作者要辨认服务对象是否只是为了迎合服务而做出暂时的接受，如发现是这种情况，社会工作者应继续对其进行思想教育和认知重塑。

3. 技能习得

在纠正错误认知的基础上，社会工作者应教授服务对象运用一定的心理技巧去控制其滥用的习惯，并运用专业的技能帮助其更快地运用新的认知去改善其原来的不良习惯。

4. 技能整合和应用培训

在社会工作者的监督下，服务对象把新的认知和技能结合起来并应用在日常生活中。只有把心理上认同的方式付诸实际行为中，才能从根本上改变其原有习惯，达到戒断的目的。在此过程中，不可操之过急，一定要按照服务对象改变的节奏来逐渐推进。

5. 治疗后评估随访

社会工作者应定期对治疗完成的服务对象进行心理健康和物质使用情况评

估，如发现其又重新开始物质滥用，一定要采取调整措施，必要时可建议服务对象再进行相应的治疗。

二、厌恶疗法

(一)厌恶疗法的定义

厌恶疗法是把某些不好的行为或需要消除的行为与患者厌恶的刺激相结合，同时呈现在患者面前，引起其对此种行为的厌恶，从而减少或消除患者的不良行为。例如，幼儿园孩子喜欢咬手指头，老师对小朋友提出要求：咬一次手指头少一朵小红花，借此来消除小朋友咬手指头的习惯。

行为主义学派理论是厌恶疗法的理论基础。巴甫洛夫通过观察狗分泌唾液发现行为产生、消退和恢复的规律，并提出经典性条件作用学说；斯金纳通过白鼠按压杠杆的实验，发现强化对行为影响的规律，并提出操作性条件作用学说。厌恶疗法基于以上行为主义学派原理，运用条件反射的规律，来消除不良行为对患者的影响。

(二)厌恶疗法的治疗形式

1. 电击厌恶疗法

电击厌恶疗法是在患者出现物质滥用行为时施予电击，使其对此种行为产生厌恶的情绪，从而减少物质滥用行为的发生。电击厌恶疗法在烟瘾、毒瘾、酒瘾中应用较多且治疗效果较好。金敏等人采用电击厌恶疗法对酒精滥用者进行治疗，发现 2 个月后复饮率仅为 20%。

2. 药物厌恶疗法

药物厌恶疗法是在患者出现过度使用物质等不良行为时，让其服用药物使身体感觉不适，即将不良行为与身体不良感受结合来消除不良行为。

3. 橡皮圈厌恶疗法

橡皮圈厌恶疗法是在患者身上系上橡皮圈，当萌生物质滥用想法或产生滥用行为时，则用橡皮圈弹击皮肤，使患者感到疼痛从而减少不良行为。此方法需要患者主动配合，自觉服从规则。例如，仲少华运用橡皮圈厌恶疗法成功治愈一名窥阴癖男子。

4. 想象厌恶疗法

想象厌恶疗法是让患者同时想象厌恶刺激和滥用的物质，使患者在之后滥用物质时引发不愉快的感觉，从而减少不良行为的发生。杨振宇等人曾用想象厌恶疗法对毒瘾男性进行干预治疗，发现想象厌恶疗法能有效降低其吸食冰毒的欲望。

上述四种厌恶疗法都是将患者厌恶的刺激与其不良的行为结合，通过厌恶性条件反射的原理，来戒除患者物质滥用等不良行为。有研究发现，将几种疗法结合使用比单独使用某种疗法治疗效果更佳。朱华等人采用电击厌恶疗法和药物治疗这两种方法来治疗强迫症患者，发现两种方式结合治疗的效果优于单独使用药物治疗；卢山将电击厌恶疗法和想象厌恶疗法结合起来对酒瘾患者进行治疗，也取得了比较好的效果。

三、动机访谈

(一)动机访谈的定义

动机访谈是美国心理学家米勒和英国心理学家罗尔尼克共同提出的。动机访谈是访谈者运用一定的谈话技巧，帮助患者认识到存在的问题，从而加强其改变的动机以达到治疗的目的。动机访谈疗法以人本主义理论为基础，以患者为中心，让患者意识到改变现有情况的好处和维持现在情况的坏处，激发其抵抗物质滥用的决心，坚定态度抵抗不良物质的诱惑，从而改变现在的不良行为。

(二)动机访谈的原则

1. 发现差距

社会工作者应积极引导患者去发现当前状况与期望目标之间的差距，从而激发患者改变现状的动机，主动地配合社会工作者的治疗。

2. 共情

社会工作者应站在患者的立场去理解患者的处境和想法，切忌自我带入和随意发表意见，应时刻以患者为中心，充分理解和接纳患者的世界，并给予患者鼓励。

3. 防止争论

当患者的观点与社会工作者不合时，患者可能会对治疗产生抵触，对社会工作者失去信任。碰到这种情况，社会工作者应换一种更简单的表达方式或更易理解的语言与患者交谈，也可以让患者先冷静一下，避免与患者产生口角争辩。

4. 处理抵抗

社会工作者在对患者进行动机访谈时，患者难免出现不配合的情况，社会工作者必须运用专业能力，化解患者的抵抗情绪，让患者能够意识到社会工作者是在帮助其消除物质滥用的不良行为。

5. 增加自我效能感

自我效能感来自心理学家班杜拉的社会学习理论，它是指个体对自己是否有能力完成某件事的信心。社会工作者应经常鼓励患者，增加他们的信心，肯定他们的进步，从而使其具有改变的勇气，大胆抛开过去，迎接全新的生活。

四、行为列联管理疗法

(一)行为列联管理疗法定义

行为列联管理疗法是指患者出现目标行为时给予强化，那么该目标行为发生的次数就会增加。例如，小朋友每帮父母做一次家务，就奖励一颗糖。行为列联管理疗法源于行为主义学派，其理论基础来源于斯金纳的操作性条件反射学说，即社会工作者为了让患者停止物质滥用等不良行为，而让服务对象进行某项活动，并且在其做出行动后立即给予强化，从而达到戒除物质滥用的目的。

(二)行为列联管理疗法的形式

1. "代金券"法

"代金券"法最初用于可卡因滥用患者的治疗，它是心理学家 Higgins 等人提出的一种物质滥用治疗方法。"代金券"法是指服务对象按照社会工作者的指示完成设定的任务后，将获得一定数额的"代金券"，利用这些代金券可以兑换等额的商品。服务对象达到目标的次数越多，获得的代金券就越多，兑换所得到的礼品也相应增多。"代金券"法在治疗毒品滥用中运用较多，Budney 等人运用"代金券"法对大麻滥用者实行干预，发现使用"代金券"法治疗的患者比单独使用其他疗法治疗的患者效果更好；Lussier 等人关于"代金券"法运用于物质滥用治疗的一项研究发现，在目标行为出现后呈现"代金券"越快，治疗效果越好；另外，"代金券"的面值越高，产生的效果也越好。然而，运用"代金券"法帮助滥用患者戒断滥用的物质效果虽好，但是成本相对较高，需要持续地提供资金来奖励完成目标的患者，因此只有有一定实力的机构才能使用此疗法。

2. "金鱼缸抽签"法

在"代金券"法的基础上，Petry 提出了"金鱼缸抽签"法。"金鱼缸抽签"法更改了发放代金券的规则，代之以在金鱼缸中抽签来获取完成任务的奖励，奖励包括在治疗机构换取物品或是提供精神支持，此法大大减少了治疗的成本。完成目标越多的患者得到抽签的机会越多，反之违反目标就会取消其抽签机会。王军等人在美沙酮维持治疗门诊运用"金鱼缸抽签"法研究发现，"金鱼缸抽签"法有助于海洛因滥用者提高治疗维持率。

五、社区社会工作疗法

社区社会工作疗法意在针对各种物质滥用群体，组建一个新的环境，让患者在大环境中通过自我约束和同伴的力量改变原来的滥用习惯。我国多地都有针对物质滥用开办的社区，如内蒙古自治区的"绿洲家园"戒毒社区、北京的向日葵戒毒治疗社区、云南的戴托普药物依赖康复治疗中心，等等。在社区中，社会工作者运用多种专业方法对物质滥用患者进行集体治疗，都取得了较好的效果。

六、小组社会工作疗法

（一）小组社会工作疗法定义

小组社会工作疗法是指以团体的形式，聚集一批有共同问题的人，在社会工作者的协助下，小组成员互相帮助、共同克服困难、恢复正常社会生活的一种治疗方式。患者在对待自身物质滥用时，往往产生两种不同的态度：一种是精神麻痹，完全意识不到物质滥用对自身造成的伤害，甚至还沉浸在滥用的愉悦中；另外一种是知道自己的问题，但是认为依靠自己没有能力改变。大部分患者对物质滥用的态度都属于以上两种中的一种。在小组治疗中，迫于集体的压力，患者不得不重新审视自己，承认自己物质滥用的问题和改变原有认知，并且相信自身可以改变物质滥用的不良习惯，同时在小组成员的共同监督下改变现状。上海曾成立过多个自助小组，如静安区的"同伴自助小组"、嘉定区的"亲子平行治疗小组"、闸北区的"女子戒毒沙龙"，等等，并且都取得了一定的效果。

(二) 小组社会工作疗法治疗阶段

卡兰德等人把小组工作分为 5 个阶段，分别是前属期、权利和控制期、亲密期、差异期和分离期。

1. 前属期

前属期是小组社会工作的开始阶段，这一阶段组员刚进入团体，相互之间还处于比较陌生的状态，大多数个体都是处于保持一定距离观望他人的状态。在前属期，社会工作者应鼓励小组成员相互了解，让小组成员建立起友好合作关系，有利于团体尽快适应小组治疗的工作方式。

2. 权利和控制期

在权利和控制期，小组成员已经逐渐熟悉，个体开始尝试着在组织中找到自己的位置以获得安全感。这个阶段小组成员之间的影响较大，每个成员都会在小组中找到自己的角色和位置，如果此阶段个体没有在组织中获得安全感和满意感，一些成员可能会选择退出。

3. 亲密期

在亲密期，成员之间了解更多，关系变得愈发亲密。大家开始敞开心扉，关注其他成员的情况，并且注意到小组的作用和大家共同的目标。

4. 差异期

在差异期，小组合作更加团结，成员们会互相帮助和支持，共同完成一些任务。同时，组内一些物质滥用戒断过程中表现良好的成员，也会成为其他人的榜样，激励大家向榜样看齐。

5. 分离期

在分离期，小组物质滥用戒断的目的已经基本达成，小组工作即将接近尾声，大家面临着分离。此时，社会工作者必须安抚成员的情绪，帮助他们转移注意力，并且让成员认识到参与小组治疗物质滥用的目的已经达到，个体已完成了当初的目标。

七、个案工作方法

对于物质滥用人群可以采用个案工作方法。例如，针对烟瘾少年，社会工作者可对其具体情况进行评估，并制定相应的治疗目标和计划，告知其吸烟的危害以及戒烟的好处，并通过开展一些戒烟小活动、提供戒烟案例等方式帮助其戒烟和强化其戒烟意识。

八、十二步疗法

(一)十二步疗法定义

十二步疗法源于美国匿名戒酒协会，它是用来解决该协会成员酒精上瘾的一种治疗方法，此方法如今在烟草滥用、药物滥用、毒品滥用、暴食厌食等领域运用很广且疗效很好。十二步疗法主要分为十二个步骤，此方法从精神层面着手，帮助患者改变现有对酒精的错误认知，来达到消除物质滥用的行为的目的。

(二)十二步疗法治疗步骤

第一步，承认自身能力有限，依靠自己无法改变物质滥用的不良现状，自己已经不能掌控自己的生活。接受自身的无力是治疗的第一步，只有患者自愿反思自己，认清自己的局限性，并且真正地认识到当前糟糕的生活，才能下定决心开始改变。

第二步，相信有更强大的力量能够帮助自己恢复健康的生活。更强大的力量的存在能够给患者提供信心，帮助患者走向正常的生活。更强大的力量可以是心灵导师、社会工作者、患者的信仰、好友或其他患者坚信的东西。

第三步，把生活和意识托付给这个更强大的力量。既然自身无法改变现状，就将希望寄托在自己所坚信的这个更强大力量上，所信力量必定会将患者带入正确的道路。

第四步，对自己的内心进行一次彻底的反省。深入了解自己的内心，勇敢地面对真实的自己，接受曾经的过错。

第五步，对自己以及有同样错误的人承认自己的缺点。患者可以对信赖的人说出自己的过错，将内在的不安和愧疚感释放出来，由此来获得对自己的谅解。

第六步，做好准备，让比自身更强大的力量帮助改正我们性格中的缺陷。当患者了解自己的缺点之后，就应把戒除物质滥用这个任务托付给强大的力量，相信其会帮助自己去除自身的问题。

第七步，谦卑地请求这股自身坚信的力量改正自己的缺点。拥有谦卑的态度是治疗中不可缺少的关键因素，不再以自我为中心，虚心请求强大力量帮助自身改正不良行为。

第八步，写下所有我们曾伤害过的人的名字，并对他们进行补偿。认识到自己曾经对他人造成的伤害可以更加深刻地了解自己，让自己获得心灵的解脱。

第九步，在保证不对他人造成伤害的情况下，最大可能地弥补曾经犯下的过错，承担因自己的过失所造成的后果，并对他人的损失负起相应的责任。

第十步，继续反省自己，当发现自己的问题时及时承认错误。时刻反省自身的缺点，一旦发现问题立即解决，这不仅避免了自身的内疚感，也使自己逐渐变得更好。

第十一步，通过祈祷和冥想等内在的方法，来加强我们和这股强大力量的交流，去理解它对我们的期望，让我们付出实际行动从而带来改变。在这个过程中，患者要放松身心，坚信自身能够变得更好。

第十二步，在完成这些步骤后获得心灵的醒悟，我们会尽力将这些信息传递给每一个物质滥用患者，并且始终贯彻在之后的生活中。

十二步疗法中所提到的"更强大的力量"并不是真的存在，它只是患者的一种信念或是一种信仰。患者运用信念的力量，改变原先的错误认知，摆脱之前的物质滥用等不良行为，达到戒除物质滥用等不良行为的目的。

【案例】

案例：个案工作介入药物滥用

服务对象王某，40岁，男性，吸毒，多次戒断。社会工作者小于在了解王某的情况后，想改变他药物滥用的现状，以个案工作中叙事治疗的方式介入王某。在与服务对象建立好专业关系后，小于引导服务对象叙说他的"旧故事"，描述他之前药物滥用行为对他个人、家庭和社区多方面的影响，在知晓了服务对象的旧故事后，引导服务对象以给药物滥用行为对他的影响命名的方式，将问题外化，服务对象与问题分割开来，问题就是问题，问题并不是他本身。紧接着与服务对象回忆以往生活中的特殊事件，思考意义及给生活带来的不同变化，引导服务对象觉察问题的出现是因为主流文化对药物滥用行为的建构，反思解构的方法。最终将特殊事件导入主线，建立一个新的、更有利于服务对象适应主流文化的故事，减少甚至脱离压迫性故事的影响，并在实际生活中检验新故事的成效。

思考题

1. 简述物质滥用的分类。
2. 社会工作介入物质滥用有何技巧？

第十三章
社会福利政策

第一节　社会福利概述

一、社会福利定义

社会福利最广泛的定义是由美国界定的，指的是国家和政府为了提高社会整体成员物质和精神水平而采取的一系列政策措施。早在 1999 年，美国曾在《社会工作词典》中提到社会福利的定义为：第一，一种国家的项目、待遇和服务制度，它帮助人们满足社会的、经济的、教育的和医疗的需要，这些需要对维持一个社会来说是最基本的；第二，一个社会共同体的集体的幸福和正常的存在状态。我国专家对此认为，社会福利将由此分成作为制度的社会福利和作为状态的社会福利。作为制度的社会福利可以被视为一种集体责任，即一个国家或一个社会为了达到某种社会福利水平而共同承担的责任；作为状态的社会福利是一个非常广泛的概念，是当社会问题在可以掌控范围之内时，人类得以正常生活的整体状态。

我国的社会福利概念则采取了狭义上的社会福利概念，是带有中国特色的社会福利概念，指采取一定的措施或政策进而提高整体公民的生活水平及质量，在我国，社会福利被包含在社会保障体系里，作为社会保障体系的最高层福利制度。

二、社会福利制度的定义

中国的社会福利制度面向的对象主要是在日常生活中较为困难的老人、流离失所无人照顾的儿童以及残疾人群，政府出资为这几类人群提供社会生活保障。同时，我国为保证这些人群的基本生活权益颁布了《中华人民共和国老年人权益保障法》《农村五保供养工作条例》《中华人民共和国残疾人保障法》等。

三、社会福利的功能

(一)促进社会问题的解决，打造健康社会

随着国家经济、政治的不断发展，我国社会福利也在不断发展，社会福利政策不断完善，国家不断加强制度建设进而最高程度满足社会中需要帮助人群的最低需要。我国的社会福利通过资源再分配的方法，帮助社会公民缩小收入差距，减少社会不平等现象的出现，改善底层人群生活状况，提升生活质量，通过此种方法稳定底层人群的心理状态，有利于减少其反社会行为，增多亲社会行为，减少社会暴动引起的各种不安全社会问题，有利于打造健康社会，促进全社会的共同发展。

(二)促进相关专业行业发展

社会福利与社会工作专业息息相关，社会工作专业为促进社会公平正义而出现，在社会中积极贯彻落实国家的社会福利政策，而社会福利为社会工作专业提供政策指导，不仅使社会工作变得专业化、职能化，使其更好地为人民服务，而且起到了促进社会就业的功能。社会工作岗位缺乏专业化人才，需从社会中广泛吸纳精英加入此行列中，为有需要的公民提供专业性的服务。

(三)改善社会人际关系，促进社会和谐

社会工作者在贯彻国家社会福利政策之时需采取专业的手段方法进行多方沟通，据此解决个人即家庭问题，以达到服务社会、提高社会公民生活质量的目的。社会工作者在多方协调的过程中，使"小家"的家庭关系更加和谐，进而整体提升社会"大家"的关系和谐程度，拉近公民与国家政府的关系，打造健康和谐社会环境。

社会福利从根本上保障了公民的基本权益，使得人人有饭吃，人人有衣穿，为提升公民的社会地位即生活质量做出了突出贡献。社会福利在国家发展中应运而生，同样，社会福利作用于国家发展，社会福利符合公民需求，公民则会更加亲近政府，支持政府工作，相信国家，愿意为国家做出自己的贡献，

促使国家强有力发展，打造健康中国。

第二节　社会福利政策的相关理论

一、古典决策理论

古典决策理论于 1950 年开始流行。此理论从经济学角度出发来解决决策问题，使得决策的最终结果可以满足整个组织最大的经济利益。

此理论的决策行为以及结果往往处于一种超理想化状态，使得此种理论在很多种情况下无法进行应用。因为该理论假设决策者是完全理性的，在他们充分了解事实以及当前的环境、时间状况下，可以做出绝对合理的判断，他们的决策是合乎逻辑的。然而，正是因为如此，古典决策理论的局限性也非常多。如决策者们在决策中过分重视经济因素在决策中的作用，而忽视了非经济因素在决策中的作用，使决策带有极大的人为性，决策者们的能力以及掌握信息有效性的信度、效度都有待进一步考证；决策理论的决策活动往往会受到时间地点等因素的限制，限制条件过多，所需成本也较大，这些局限性使得此种决策理论后期逐渐被行为决策理论所替代。

虽然决策理论过于理想化，但是它仍具有积极意义。它的重要价值在于此种理论将进一步促进决策者在决策过程中更加理性，而非在决策时直接凭借自己的知识经验及个人评判标准。

二、行为决策理论

行为决策理论与古典决策理论的不同在于，行为决策理论是从组织行为学的角度出发进行决策，而古典决策理论假定人在决策的过程中是绝对理性的，行为决策理论认为在决策的过程中需加入实证研究再进行决策。

行为决策理论的发展大致分为以下三个阶段：

第一个阶段的发展时间大概是 20 世纪 50 年代至 70 年代中期，称为萌芽阶段。其主要的研究对象围绕"判断"和"决策"两个方面，采用心理学实验的方法，通过心理学实验探索决策者在进行决策时的心理状况以及影响因素，并据此探讨人的心理因素如何对决策产生影响。但是此阶段由于实验研究方法单一，研究方法受限无法进一步有效精确探讨决策行为，因此这个时期的行为决策理论并没有得到广泛应用。

第二个阶段的发展时间大概是 20 世纪 70 年代中期开始至 80 年代中后期，称为兴起阶段。这时此种理论的研究对象已经扩大到决策过程中的所有阶段，从最开始的信息搜集(情报阶段)到最后的实施阶段，对决策的各个阶段都可以进行深入的探讨和分析。此理论在这个阶段使用的研究方法主要有实验法、调查法和问卷法，多种研究方法的综合使用使得人们可以对于决策行为过程进行更加深入的分析，以此了解决策程序。此时的行为决策理论发展较为全面迅速，在多个领域都有所应用。

第三个阶段的发展时间大概是 20 世纪 80 年代后期至今。这个阶段的行为决策理论开始采取一定的手段，对行为特征加以概括，使其可以应用到决策分析之中。此阶段的研究方法新加入了经济学实验法，行为决策理论得到了进一步的发展，并在现代决策理论中取得了重要地位。

第三节　社会福利发展阶段特点及内容

我国社会福利发展阶段可大致分为 3 个阶段，第一个时期为 1911 年到 1949 年的中华民国时期，第二个时期为 1949 年到 1978 年的社会主义计划经济时期，第三个时期为 1978 年至今的改革开放时期。

对于社会福利的概念，我国社会大概存在四个层次。第一个层次为最"理想化"的社会福利，它是美好的、是幸福的，具有十分丰富的主观色彩；第二个层次为最"广泛"的社会福利概念，它指的是一切可以让社会公民幸福生活的活动政策；第三个层次为社会服务概念，它指的是一切社会服务活动，如教育服务、卫生服务等；第四个层次为最"微观"的社会福利概念，它指的是中国的福利服务。

一、中华民国时期

(一)中华民国时期社会福利的内容范围

中华民国时期在儿童社会福利、老年人社会福利、残疾人社会福利等领域发展迅速，尤其是在儿童社会福利领域取得了突出成就。此时期的福利内容范围涉及广泛，如国民教育、乡村建设、社会救济、医疗卫生、公益慈善、难民收留等。

同时，中华民国时期的社会福利立法也涉及众多领域，如医疗卫生、劳动就业、社会救助和少年司法等方面。在图书出版方面曾出版过《社会行政概论》《儿童福利》《异常儿童问题》《社会救济》《社会个案工作方法概要》等图书。

(二)中华民国时期社会福利发展特点

1. 带有浓重的政治色彩

中华民国时期的社会福利制度建设带有浓厚的政治色彩，其制度本质为政治学，国家的发展目标与社会福利息息相关，其社会福利始终围绕国家政治发展而逐渐完善，国家的发展方向在社会福利政策中体现明显。

2. 发展阶段清晰

中华民国时期的社会福利发展大致分为三个阶段。第一个阶段为1911年至1927年，此时战争频发，社会动荡，缺乏合适的时机发展社会福利。此阶段的社会福利为发展空白期。第二个阶段为1927年至1937年，这个阶段社会局势稍稳定，需要通过社会福利来稳定社会环境，此时社会福利刚刚起步。第三个阶段为1937年至1949年，国家意识到了只有社会福利不断前进发展，我国人民的生活才能得到基础性的保障，我国才能健康发展、日渐强大，此时，我国尤其看重儿童福利的发展，认为儿童是我国将来发展的重要性群体，是国家的未来，是民族的希望，所以在此阶段，社会福利高速发展，儿童社会福利同样成为国家最为重视的福利发展领域。

3. 社会福利机构数量迅速上升

中华民国时期对于儿童社会福利尤为重视，而这个时期战争频发，不少儿童变为孤儿流离失所，基础生命安全无法保障。政府据此开始大力创办社会福利机构，帮助收留照顾未成年儿童，保障其基础的生命安全不受威胁。同时，当时社会上不少慈善家开始纷纷创设儿童福利机构，对战后儿童进行收养照顾。社会福利机构的数量在此时期大大增加，除了儿童福利机构，军人福利机构、老人福利机构等机构数量也大大增加。

4. 社会福利政策受他国影响

中华民国时期的社会福利虽然高速发展，经历了兴起、发展与繁荣这三个重要的发展阶段，但是其福利政策的制定并不是完全基于我国国情，而是受他国福利政策的影响。此时期马克思主义在中国传播，我国又与日本进行战争，使得多国的福利政策理念流入我国，从而使我国的社会福利政策深受其他国家的影响。

二、计划经济时期

(一) 计划经济时期社会福利的内容范围

1949 年新中国成立，我国的社会制度发生改变，使得我国的社会福利政策模式也发生了重大的改变，发展成为以民政为本、城乡二元的福利模式。在社会主义改造运动中，对于社会福利方面的改造在于我国的社会主义政府坚决取缔过去带有帝国主义性质的社会福利机构，对于当时的社会福利政策、社会服务、社会工作等加以理念改造，以摆脱帝国主义对我国社会福利方面的影响，使我国的社会福利走向社会主义。

计划经济时期的社会福利主要范围在福利服务、救灾救济、优抚这三个方面。主要的服务对象为儿童、城市中的孤寡老人、残疾人、受灾居民、贫苦居民等。民政工作的主要对象可以据此分为两大类，第一类是儿童及老人；第二类是退伍军人及烈士等。这两类人群都无法独自生活，没有经济来源，处于社会边缘。

(二) 计划经济时期社会福利发展特点

1. 提出"农村五保制度"

五保是指"保穿、保吃、保住、保葬、保医"的福利服务体系，其对象主要是指在农村中没有经济来源、没有劳动能力、没有被赡养的老年人、儿童及残疾人。由于新中国成立初期，我国社会生产力发展不足，所能够满足的社会福利指标较低，社会救济也极度有限，因此此制度并没有迅速发展起来，不过，此制度的提出对于后来我国社会福利的发展具有重大意义。

2. 社会主义价值观在社会福利中体现明显

新中国成立之前，我国主流价值观融合了他国价值观，而新中国成立之后，我国的主流价值观发生了巨大的变化，具有集体主义等思想。社会福利政策与国家主流价值观一脉相承、息息相关，带有集体而非个人等相关理念。新中国成立后，我国致力于将帝国主义价值观从我国的社会福利政策中抹去。

3. 社会福利中的社会服务具有局限性

新中国成立之初，将大部分的精力放在生产力的发展上，主要的福利服务为物质方面，而在心理方面的社会服务是较为匮乏的。一个健康的社会公民不仅仅是身体上物质上的健康，而应该是心理、生理双方面、全方位的健康，社会福利忽视心理对于人的作用使得当时的社会福利具有局限性。

4. 专业化人才较少

新中国成立之初的社会福利是一种垄断性质的社会福利，由国家一手操办，缺乏其他性质的社会福利机构，社会工作人才缺乏，专业技能不强，缺乏一定的社会参与感。

三、改革开放时期

(一)改革开放时期社会福利的内容范围

改革开放时期的社会福利以"个人–社区–社会保障"为福利模式，这个阶段的社会福利人群从以前的少数生活困难人群扩展到社会全体人民。同样其保险范围也由传统的社会保险扩展为五大保险，五大保险分别为社会养老保险、工伤保险、失业保险、生育保险以及社会医疗保险。

(二)改革开放时期社会福利发展特点

1. 首次提出社区服务概念

改革开放以来，我国经济、政治、文化等方面高速发展，城乡体制改革迅速推进，社区服务大力发展。社区服务即以社区为单元格进行社会福利服务，社会工作者进入社区，以专业的方法为人民服务，对社区内的居民给予人文关怀及情感支持，有利于社会福利在全社会的覆盖，提高全社会公民的社会福祉，促进社会和谐以及国家发展。

2. 具有社会保障的局限性

在此阶段，我国的社会福利理念深受其他国家理念的影响，如美国的社会保障理念。但社会保障是一个较为宏大的概念，社会福利被涵盖其中，这就使我国逐步形成社会保障福利制度，然而社会保障的服务并不需要专业化的人才及方法，它的价值理念也与社会福利相违背，责任的主体是整个国家、社会、企业及个人，服务的对象是劳动者，社会保障所保障的更多是物质上的东西而非社会性的服务。

第四节　社会福利与社会工作的关系

一、社会工作为社会福利而服务

社会福利一个综合性的庞大系统，包括对物质资源、人员的调动及整合。

(一)社会工作者是社会福利的执行者

国家制定相关的社会福利政策，却需要专业的社会工作者将其转化为社会服务并最终应用在社会公民身上，以此完成社会救济，保障公民最低生活需要，进行情感陪伴，帮助公民获得社会支持，从物质、精神两个方面满足其生理、心理的最低需求，提高公民的整体健康程度及生命质量。

(二)社会工作者是社会福利政策制定的参与者

社会工作者作为一线人员，日常工作接触被服务群体，能够第一时间精准了解被服务者的需求点，掌握有效信息并将其提供给政府组织，与之共同参与社会福利政策的制定，这样的社会福利政策能够真正满足公民的需要，从根本上保障公民生活需要。社会工作者作为公民与国家政府之间的纽带传递双方意见，以实现社会福利效益最大化、稳定社会秩序、促进社会环境和谐、打造健康中国为最终目标。

(三)社会工作者是社会福利的链接者与传递者

社会福利制定的初衷及最终目的是解决社会问题、稳定社会秩序、促进社会公平正义，这一目的是需要通过社会服务来实现的，而社会工作者作为提供社会服务的主力军可以将国家资源与社会资源进行整合，最终将其资源应用在需要被服务的人群身上。其中，资源包括国家福利政策的相关理念、主流的社会价值观、物质补贴、津贴福利、心理服务等。社会工作者作为第三方可以起到良好的衔接作用，拉近公民与国家社会的距离，传递公平、正义与爱，减少社会不公平现象的产生，致力于稳定社会秩序、促进国家健康发展。

二、社会福利促进社会工作的发展

社会福利模式可以大致分为以下三种：普惠主义福利模式、剩余主义福利模式以及混合型的社会福利模式，不同的社会福利模式对社会工作的发展将产生不同的影响。

（一）普惠主义福利模式对于社会工作的影响

普惠主义福利模式的受惠对象为所有社会公民，人人都会享受到国家的社会服务，这有利于实现社会公平正义，但是同时也会因此阻碍社会工作者提升自身的专业技能，减缓社会工作专业化的脚步。因为不管社会工作者如何进行社会服务，国家都能保证社会中的每个公民享受到差距不大的社会救助与基础服务，在这种福利模式下，政府起着重要的作用。

（二）剩余主义福利模式对于社会工作的影响

世界上的发达国家往往会采取剩余主义福利模式。在这种福利模式之下，责任主体不再单一，这与普惠主义福利模式大为不同，责任主体由国家变为了国家、社会组织以及从业者。其中，国家承担着较少的社会福利责任，只承担最低限度的社会福利及社会服务；而社会组织和相关专业的从业者承担着大部分的社会福利责任。这就需要社会组织对于国家的福利政策积极响应，努力承接，广泛吸纳社会中的相关从业人员，对其进行职业技能培训，使其能够更好地保证对生活质量较低的人群实现社会服务，促进他们的身心健康发展。

（三）混合型的社会福利模式对于社会工作的影响

混合型的社会福利模式中的混合是指这种福利模式强调政府联合其他非政

府组织(社会组织、社区等)共同承担责任，对社会公民进行社会服务。这种福利模式将进一步促进国家、市场、社会三者的融合，国家提供后盾支持力量，市场进行资源调配，社会从业者进行一线社会服务，三者形成一个高效率的团体共同运转，这样既保证了国家对于社会福利的掌控，又能够保证市场的经济效益，使经济发展和社会发展之间保持平衡状态，可营造良好的健康社会环境，保障社会公平。

第五节　社会福利与社会工作的作用

一、老年社会福利

随着我国经济、政治、文化的发展以及人口数量的逐渐上升，人民的生活条件日益变好，老年人的数量也日益增多。我国作为老年人口居多的国家，人口老龄化带来的消极影响不言而喻，如何对老年人进行社会服务、社会照顾将成为我国社会福利发展的重点问题。自 2000 年以来，我国不断加快对于老年人社会福利的建设步伐，致力于解决老年人"空巢化"等社会问题，促进老年人生理、心理双方面健康发展。随着我国社会福利的不断发展，老年人的受益群体由部分孤寡老人及生活无法自理的老人扩展为全体老年人。

在计划经济时期，我国的老年人福利结构呈现出城乡二元化的特点，同样在这个时期，在社会救助方面，我国曾出台过有关老年人权益保护方面的法律。这主要是为了给各个地区的三无老人和五保户提供最低水平的物质经济救济以及社会救助服务。在社会保险方面，我国曾出台《中华人民共和国劳动保险暂行条例》《国家机关工作人员退休处理暂行办法》和《国家机关工作人员退职处理暂行办法》以提高社会公民的养老保证金。在社会福利方面，我国曾出台《国务院关于工人、职员退休处理的暂行规定》，主要规定了老年人所在的企业需要承担老年人退休之后的医疗、基本生活费用等。这个时期的老年人福利本质即是"公平"，我国所有老年人不论年纪、性别、地域等都将无条件享受国家给予的社会福利服务。

改革开放以来，人口老龄化给我国带来的负面影响不容忽视，因此，我国对于老年人社会福利展开了大范围的建设。在老年人的社会救助方面，我国出台的《中华人民共和国老年人权益保障法》指出，为老年人提供基本的生活救助，低收入的老人可以每个月按时领取一定的补助救济金，以此来保证自己最低的生存需要，生活无法自理的老人将享有一定的护理补贴、法律援助，等等。在老年人社会保险方面，我国出台了《国务院关于完善企业职工基本养老保险制度的决定》和《关于加快推进新型农村合作医疗试点工作的通知》，其中对于养老保险的资金来源进行了进一步具体的划分。在老年人社会福利津贴及其他福利服务方面，我国出台了《中华人民共和国老年人权益保障法》以及《养老机构管理办法》等，对于养老机构及老年教育进行了细致的规定。

目前，我国老年人社会福利政策发展迅速、特点明显，主要表现可大致分为以下几方面：第一，主体参与不再单一。原来的老年人社会福利机构由国家一手操办，并且只对符合条件的老年人进行开放和服务，现在的福利机构更多是社会型的社会福利机构，它允许所有老年人入住，服务于全体老年人，只不过不符合条件的老年人需自费。第二，社区服务兴起。我国对于老年人的社会服务逐渐走向专业化，鼓励一对一的社会服务，社会工作者将以社区为服务单元，对老年人进行具有个人特色的社会服务。1993 年，我国的社区服务中心为 3 711 个，社区服务设施覆盖率为 8.3%，截至 2010 年，我国的社区服务中心为 12 720 个，社区服务设施覆盖率为 22.4%。第三，国家执行力度强。由于我国大力支持发展老年人社会福利，我国老年人社会福利机构及养老院与日俱增，服务模式日渐改善，养老院床位利用率大大增加。

我国虽然大力发展老年人社会福利，但在这其中仍然存在一些问题，如我国现实生活状况变化速度较快，法律保障无法与现实发展相契合，缺乏一定的时效性；随着社会的不断发展，社会环境的不断变化，老年人的需求变得更加多样，不同阶层的、地域的、年纪的老年人对于福利政策的基本需求点并不相同；我国的社会福利政策在某些地区落实并不到位，很多老年人并没有真正享受到国家给予的社会服务。对于此，社会工作者作为国家社会福利政策制定的参与者以及传递者和执行者，应当肩负起自己的责任，贯彻落实国家下达的社会福利政策，作为中间的第三方，应通过实地服务与调查，了解老年人当下的切实需求，将其向政府进行反馈，从而制定更符合时代发展的福利政策。

二、残疾人社会福利

残疾人作为社会中一类特殊人群，他们中部分人很难依托自身获取经济来源，甚至生活无法自理，需要他人近身照料，加上社会中对于这类人存在一定的社会偏见及刻板印象，认为这类人群是"无用"之人，这使得残疾人群体的身体健康和心理健康都遭受着极大的痛苦，逐渐被社会边缘化。而在我国这样一个人口大国，残疾人所占比例并不小，据中国残疾人联合会发布的信息，我国最新残疾人口数据为 8 500 万，在这样的一种社会环境下，针对残疾人的社会福利政策的发展不得不提上日程。我国推进残疾人社会福利发展不仅有利于减少收入不均现象的出现，促进社会公平正义，而且通过残疾人社会福利就业政策，可促进残疾人再就业，增加社会劳动力，拉动国家经济发展。

我国残疾人社会福利包含多个方面，如医疗、教育、就业、文体以及残疾辅助设施建设等方面。在医疗方面，我国积极开展有利于残疾人恢复身心健康的康复活动，如社区康复、听力康复、视力康复等。在社会上广泛吸纳人才，培养专业的社工团队，邀请心理专家作为辅助，对残疾人的日常生活社会服务进行大力建设，对需要帮助的残疾人给予身心关照、情感陪伴、社会支持，帮助其改变认知、消除自身不认同感、积极融入社会；在教育方面，我国考虑到残疾人作为社会中的特殊群体且分类层次较多、需求点各不相同，于是大力兴办残疾人特殊教育学校，对教师进行特殊培训，使其可以适应残疾人的生活习惯及学习习惯，消除残疾人中的"文盲"现象，促进全社会的文化教育事业发展，帮助残疾人进行社会融入，提升人际交往能力；在就业方面，我国大力发展残疾人社会福利，使得残疾人的社会就业状况有所改善，尤其是对于城镇残疾人的就业渠道有所扩展，包括个体就业、集中就业和按比例就业三种形式；在文体活动方面，我国积极开展各种有关残疾人的文化、体育、娱乐活动；在特殊保护方面，我国积极在各类道路及公共场所设置无障碍残疾人辅助设施，帮助残疾人更好地适应社会，如道路中的"盲道"和各个建筑物边的"坡路"设施。我国不仅在硬性条件设施上加以建设，在文化主流价值观的培养上也积极进行建设，如社会工作者在社区内进行以"尊重、帮助残疾人"等为主题的宣讲活动，使社会中的正能量不断传递，使"帮助社会中弱势群体"的价值理念在公众思想理念中深深扎根，有利于营造健康的、充满正能量的社会环境。

社会工作者作为国家福利建设主要的实施者，在其中应当积极考察实际情况，并且如实向上进行反馈，积极参与国家福利政策的制定，提出有利于解决实际问题的针对性策略；在社会中或社区中与部分残疾人进行深入沟通访谈，深入了解残疾人各个方面的需求点；面向社区、社会机构、国家政府进行资源链接与整合，发挥社会工作者的独特优势；在社区内对残疾人进行心理辅导以及健康恢复护理，将医疗资源引入社区，与专业的心理专家进行合作，努力帮助残疾人，使其在身心健康方面有所提高。

三、儿童社会福利

近年来，随着经济的不断发展以及社会结构的不断变化，家庭结构同样发生了巨大的变化，许多儿童由于家庭中的父母外出务工或其他非人道主义的原因，而变为留守儿童或是流浪儿童，这种现象尤为明显。曾在民国时期，由于战乱使得不少儿童失去家庭四处流浪，国家政府就开始大力倡导儿童福利政策的制定。

儿童社会福利政策的建设内容不仅仅是对儿童提供物质上的经济补贴，更是对未成年的儿童提供精神上的、心理上的、文化教育上的等等一系列社会服务。其中，儿童群体也分为普通儿童、困境家庭儿童、困境儿童、孤儿四个层次。

为保护儿童福利权益，在立法方面，1990年我国政府就曾签署《儿童权利公约》，而后我国相继颁布相关法律法规及政策，如《中华人民共和国教育法》《中华人民共和国未成年人保护法》和《中华人民共和国收养法》等，对没有经济来源的流浪儿童进行收留照顾，对未成年人进行无偿的思想教育培养，创新儿童福利政策内容，在2006年下发《国务院关于加强孤儿救助工作的意见》，在2010年下发《国务院关于加强孤儿保障工作的意见》，在2016年出台《国务院关于加强困境儿童保障工作的意见》；在公共设施建设方面，我国政府与社会组织积极联合，建设社会福利院，对无家可归的流浪儿童进行保护收留并进行文化教育，让无家儿童有家可依；在津贴补助及教育方面，对待困境家庭的儿童，我国对缺乏经济能力抚育儿童的家庭提供最低的津贴补助，这有利于经济困难的家庭能够继续抚养儿童，为儿童提供基本的健康成长环境，为上学有困难的儿童提供助学贷款，这有利于儿童能够正常的接受教育，享受国家福利；在服务照顾方面，我国对于无法被父母照顾的儿童提供基础性的社会照顾服务，如关心儿童的生活状况、定期看望儿童、组织娱乐活动、帮助儿童打造良好的健康心理状态，等等。

当前，我国儿童社会福利的发展仍然具有一定空间，如我国有关儿童福利的立法相对较少，且立法内容滞后于社会发展，无法为儿童提供符合现代要求的需求保护政策；城乡二元化明显，福利政策在城市之中贯彻落实效果较为明显，儿童能够得到很好的福利待遇，但在一些偏远的地区，福利政策无法得到很好的贯彻落实。

目前，我国儿童社会工作的发展同样存在一定程度的不平衡、不充分的问题，因此应当重视社会工作者的职业技能培训以及加大力度建设有关的社会工作组织，打破城乡二元结构，使每一个儿童都能享受到国家的相关福利政策。

思考题

1. 简述社会福利定义。
2. 社会福利的发展经历了哪些阶段？
3. 社会工作者在社会福利的输送中可以扮演何种角色？

参 考 文 献

[1] 何雪松.社会工作理论[M].2版.上海:格致出版社,2017.

[2] 刘继同.医务社会工作导论[M].北京:高等教育出版社,2008.

[3] 多亚尔,高夫. 人的需要理论[M].汪淳波,张宝莹,译.北京:商务印书馆,2008.

[4] 刘丹萍.社会·行为与健康[M].成都:四川大学出版社,2019.

[5] 全国社会工作者职业水平考试教材编委会.社会工作综合能力[M].北京:中国社会出版社,2021.

[6] 萨特.存在主义是一种人道主义[M].周煦良,汤永宽,译.上海:上海译文出版社,2012.

[7] 弗兰克尔.活出生命的意义[M].吕娜,译.北京:华夏出版社,2018.

[8] 斯特罗毕.社会心理学与健康[M].王蓉,席仲恩,译.重庆:重庆大学出版社,2019.

[9] 陈子晨.疾病的概念隐喻及其社会心理效应[J].广东社会科学,2020(6):204-214.

[10] 陈树强.增权:社会工作理论与实践的新视角[J].社会学研究,2003(5):70-83.

[11] 冯显威.医学社会学的演变与健康社会学的现状和发展前景[J].医学与社会,2010,23(7):7-10.

[12] 冯莹,张浩.作为治疗的艺术:绘画艺术治疗的兴起与作用机制的探究[J].医学与哲学,2020,41(24):48-53.

[13] 焦迎娜,苏春景.近十年来国外艺术治疗研究的可视化分析及其对我国特殊教育的启示:基于 WoS 数据[J].中国特殊教育,2020(1):23-31,6.

[14] 刘继同.中国健康社会工作实务体系范围与现代医生人文关怀型社会工作角色[J].人文杂志,2016(4):94-101.

[15] 刘继同.中国医学社会学研究 30 年:回顾与反思(上)[J].学习与实践,2008(11):130-138.

[16] 刘继同."健康福祉中国"国家战略发展时代与健康社会工作战略地位[J].

中国社会工作,2016(3):19-20.

[17] 刘继同.美国医院社会工作的历史发展过程与历史经验[J].中国医院管理,2007(11):36-38.

[18] 刘继同.中国现代社会福利发展阶段与制度体系研究[J].社会工作,2017(5):35-58,110-111.

[19] 李娟.我国医务社会工作发展模式比较研究[J].中国卫生事业管理,2016,33(5):391-393.

[20] 刘岚,孟群.我国医务社会工作的理论基础研究[J].中国卫生经济,2011,30(5):63-65.

[21] 林闽钢,梁誉.我国社会福利70年发展历程与总体趋势[J].行政管理改革,2019(7):4-11.

[22] 倪娜,柳强,霍涌泉.健康心理学:理论模式与实证研究的积极进展[J].江苏师范大学学报(哲学社会科学版),2017,43(4):127-134.

[23] 倪婷,胡冰霜.近十年艺术治疗在中国的应用情况及发展趋势[J].西南交通大学学报(社会科学版),2012,13(3):92-97.

[24] 王丽,王志中,杜婷.医联体背景下健康社会工作服务模式构建研究[J].中国卫生事业管理,2020,37(9):718-720.

[25] 王红漫.美医务社工发展态势[J].中国医院院长,2012(20):80-81.

[26] 王思斌.社会工作专业优势刍议[J].中国社会工作,2020(13):46.

[27] 谢春艳.健康中国背景下医务社会工作参与构建整合型健康服务的探讨[J].中国社会工作,2017(27):7-11.

[28] 许宝惠,李凤侠,孙丽,等.国内外患者尊严研究进展[J].医学与哲学,2021,42(23):30-34.

[29] 于建琳,宣朝庆.70年来儿童福利的政策演进及其路径探析[J].社会建设,2019,6(5):3-12,39.

[30] 张青,任小平.论社会工作理论在医务社会工作实务中的应用[J].医学与哲学(A),2014,35(2):43-46.

[31] 卓彩琴.生态系统理论在社会工作领域的发展脉络及展望[J].江海学刊,2013(3):113-119.

[32] 赵澄,邵晓峰.基于心理动力及社会人文取向的视觉艺术治疗[J].学海,2016(4):212-216.

[33] 赵圣敏,闫翔宇,赵曼羽,等.尊严疗法的效果评价及其在我国的应用与研

究[J].医学与哲学,2019,40(2):49-51,70.

[34] 周沛.积极福利视角下残疾人社会福利政策研究[J].东岳论丛,2014,35(5):41-46.

[35] CHOCHINOV H M, HACK T, HASSARD T, et al. Dignity and psychotherapeutic considerations in end-of-life care[J]. Journal of palliative care,2004,20(3):134-142.

[36] EVANS S. The social worker as transdisciplinary professional: a reflective account[J]. Australian social work,2017,70(4):500-507.

[37] OW YONG LM,LIM ELP,KHOO ORL,et al. Implementing competency-based medical social work education and training in an academic medicine center in Singapore [J]. Human service organizations management leadership & Governance,2014,38(5):459-470.

[38] WIGGINS B, CORSINI N, RAMSEY I, et al. An evaluation of social work services in a cancer accommodation facility for rural South Australians [J]. Supportive care in cancer,2018,26(1):147-154.